GESUNDES GEHIRN

ERHALTEN UND FÖRDERN

Univ.Doz.Dr. Udo Zifko

Facharzt für Neurologie & Psychiatrie

IMPRESSUM

Medieninhaber: ADUCATION GmbH, 1160 Wien
Hotline: +43 (0) 699/12266592
office@aducation.at

Autor/Redaktion: Univ. Doz. Dr. Udo Zifko

Grafik: Andrea Bibl

Coverfoto: Fisher Photostudio/Fotolia.com

Druck: Friedrich VDV Vereinigte Druckereien und Verlags GmbH & Co KG

Herstellungsort: Österreich

ISBN 978-3-9504118-0-5

Aus Gründen der leichteren Lesbarkeit wird jeweils nur die männliche Form der Bezeichnung von Personen (z.B. der Patient) verwendet. Damit ist aber sowohl die weibliche als auch die männliche Form gemeint.

1. Auflage Oktober 2015

INHALT

DANKSAGUNG

Die jahrelange und erfolgreiche Kooperation mit Prescan GmbH ermöglichte die laufende Vertiefung und Verbesserung der Vorsorgemedizin, speziell zur Risiko- und Früherfassung neurologischer Erkrankungen.

Ein Dank gebührt sowohl der hervorragenden sekretariellen Unterstützung durch Frau Sonja Stastny und Frau Petra Wenzel als auch der besonders engagierten Arbeit von Herrn Stephan Kastelic in der Projektabwicklung sowie Frau Andrea Bibl für die überaus engagierte Arbeit der graphischen Gestaltung des vorliegenden Buches.

Doch ohne der Inspiration und fortlaufenden Motivation meiner Gattin Regina wäre dieses Buch nicht entstanden. Dafür und für so vieles mehr gebührt ihr mein tiefster Dank.

WIDMUNG

Dieses Buch ist meiner Mutter gewidmet,
die im August 2015 an den Folgen der Alzheimer Demenz verstorben ist.
Ihr Fleiß, ihr unermüdlicher Schaffenswille und grenzenloser Optimismus
werden mir immer ein Vorbild bleiben.

VORWORT

Das menschliche Gehirn ist das Organ, welches den Menschen am meisten von allen anderen Lebewesen unterscheidet. Das Gehirn ist mit Abstand das komplexeste Organ des menschlichen Körpers und ist daher besonders anfällig für Störungen. Zahlreiche Erkrankungen sind nicht vermeidbar und schicksalshaft auftretend; viele Erkrankungen und Störungen sind allerdings durch den Lebensstil verursacht. Insbesondere die Ernährung und die Lebensweise beeinflussen entscheidend die Gesundheit des Gehirns. Leider sind zahlreiche einmal aufgetretene Schädigungen des Gehirns nicht mehr oder nur teilweise reparabel. Dies unterstreicht die Notwendigkeit einer entsprechenden Vorsorge zur bestmöglichen Gesunderhaltung unserer Gehirnzellen.

Das vorliegende Buch soll neben einem Überblick über die Funktionen des Gehirns und die häufigsten Erkrankungen des Gehirns zahlreiche Möglichkeiten bieten um unsere Gehirnfunktionen zu verbessern, zu fördern und insbesondere bestmöglich gesund zu erhalten. Es liegt in unserer eigenen Verantwortung durch den entsprechenden Lebensstil an unserer eigenen Gesundheit zu arbeiten. Dies ist nicht eine einmalige Aufgabe, sondern ein lebenslanger Prozess.

Neben den bekannten Gehirnfunktionen wie Sprache, Gedächtnis, Konzentration und andere ist aber auch das seelische Wohlbefinden in zahlreichen unterschiedlichen Gehirnstrukturen verankert. So nehmen Depressionen sehr häufig ihren Ausgangspunkt in unterschiedlichen Störungen des Gehirns und könnten durch entsprechende Lebensstilmaßnahmen ebenfalls gut beeinflusst werden.

Dem Thema Nahrungsergänzungsmittel und deren Nutzen für den Organismus, insbesondere für das Gehirn, wird ein eigenes Kapitel gewidmet. Weiters werden zahlreiche nachweislich wichtige Substanzen für das Gehirn beschrieben. Abschließend werden konkrete Empfehlungen zu Vorsorgeuntersuchungen der Gehirnfunktion gegeben.

Das Buch soll in leicht lesbarer Weise aktuelle wissenschaftliche Erkenntnisse darstellen und gleichzeitig konkrete Anregungen zur Gesunderhaltung bieten. Aber auch Maßnahmen beim Eintreten von Erkrankungen werden beschrieben und Lösungen vorgezeigt.

Sollte die eine oder andere Information für Sie nützlich sein und Sie gar Änderungen in Ihrem Lebensstil umsetzen, so wäre der Zweck dieses Buches erfüllt.

Udo Zifko

Man ist nicht nur für das verantwortlich, was man tut, sondern auch für das, was man nicht tut. F. Molière

KAPITEL 1

GEHIRNFUNKTION

Das Gehirn ist mit Abstand das komplexeste Organ des menschlichen Körpers und übertrifft bei weitem die aufwendigsten Computersysteme. Die „Festplatte Gehirn" hat eine im Leben unerschöpfliche Speichergröße, welche immer in der Lage ist, Neues zu erlernen und das Gespeicherte zu behalten.

Das durchschnittliche Gewicht des Gehirns beträgt etwa 1400-1500g und beinhaltet ca. 6 Milliarden Nervenzellen. Trotz seines dafür nur geringen Gewichtsanteiles, ca 2% des gesamten Körpergewichtes, benötigt das Gehirn einen überproportional großen Anteil am gesamten Stoffwechsel. Bei Neugeborenen verbraucht das Gehirn ca. 50% des gesamten Energiebedarfs. Das Gehirn benötigt unter anderem ca. 75l Sauerstoff pro Tag und dafür müssen ca. 1200l Blut täglich in das Gehirn gelangen. Eine Unterbrechung der Sauerstoffzufuhr für wenige Sekunden kann bereits zu einer Bewusstlosigkeit führen. Längere Episoden mit mangelhafter Blutzufuhr, etwa 1-2 Minuten führt zu bleibenden Schäden im Gehirn und zu entsprechend fatalen Folgen für den menschlichen Körper.

Jede einzelne der sechs Milliarden Nervenzellen ist mit bis zu 10.000 anderen Nervenzellen in direkter Verbindung und erhält und verarbeitet laufend Impulse und gibt diese wieder anderen Nervenzellen weiter. Dieses Relais, welches innerhalb von Bruchteilen von Millisekunden Informationen aufnimmt und unmittelbar mit entsprechender Antwort oder unwillkürlich im Sinne einer Reflexauslösung oder sofort mit einer gezielten Handlung reagieren kann, benötigt eine Vielzahl von intakten Botenstoffen im Gehirn. Innerhalb dieser Nervenvernetzungen laufen die Informationen als elektrisches Potenzial. Erreicht ein elektrisches Potenzial einen gewissen Schwellenwert wird Information an die nächsten Nervenzellen weitergeleitet und durchbricht diese dann die Oberflächenspannung des Bewusstseins, werden einzelne Reize als solche wahrgenommen.

Neben der bewussten Wahrnehmung sind die unbewussten Regelkreise nahezu ständig im Gang. So werden beim Wechsel von warmer zu kalter Luft automatisch die Gefäße eng gestellt und Herzrhythmus und Atemzyklus verändern sich. Dies erlaubt dem Körper in den unterschiedlichsten Situationen bestmöglich zu reagieren und die gewünschten Leistungen zu erzielen.
Die Nervenzellen des Gehirns sind sehr stark spezialisiert und haben je nach Lokalisation in den verschiedenen spezifischen Hirnarealen unterschiedliche Aufgaben. Darüber hinaus können die Neurone täglich wiederkehrende Situationen und körperliche Handlungen

im Laufe der Zeit unterbewusst und automatisiert durchführen. Als Beispiel seien hier die ersten Autofahrten mit dem Erlernen des Schaltens und das automatisierte Durchführen nach einigen 1000 Fahrkilometer genannt. Darüber hinaus kann das Gehirn im Laufe der Zeit auch automatisiert entscheiden, ob das Wahrgenommene wesentlich ist und eine entsprechende Reaktion zu veranlassen hat oder ob Erlebtes oder Gesehenes für den weiteren Ablauf von untergeordneter Bedeutung ist.

Das menschliche Gehirn besteht anatomisch aus 4 Hauptbereichen – Hirnstamm, Zwischenhirn, Kleinhirn und Großhirn

HIRNSTAMM

Der stammesgeschichtlich älteste Teil des Gehirns ist der unterste Gehirnabschnitt und er ist auch die Verlängerung des Rückenmarks. Der Hirnstamm ist Zentrum für viele lebensnotwendige,

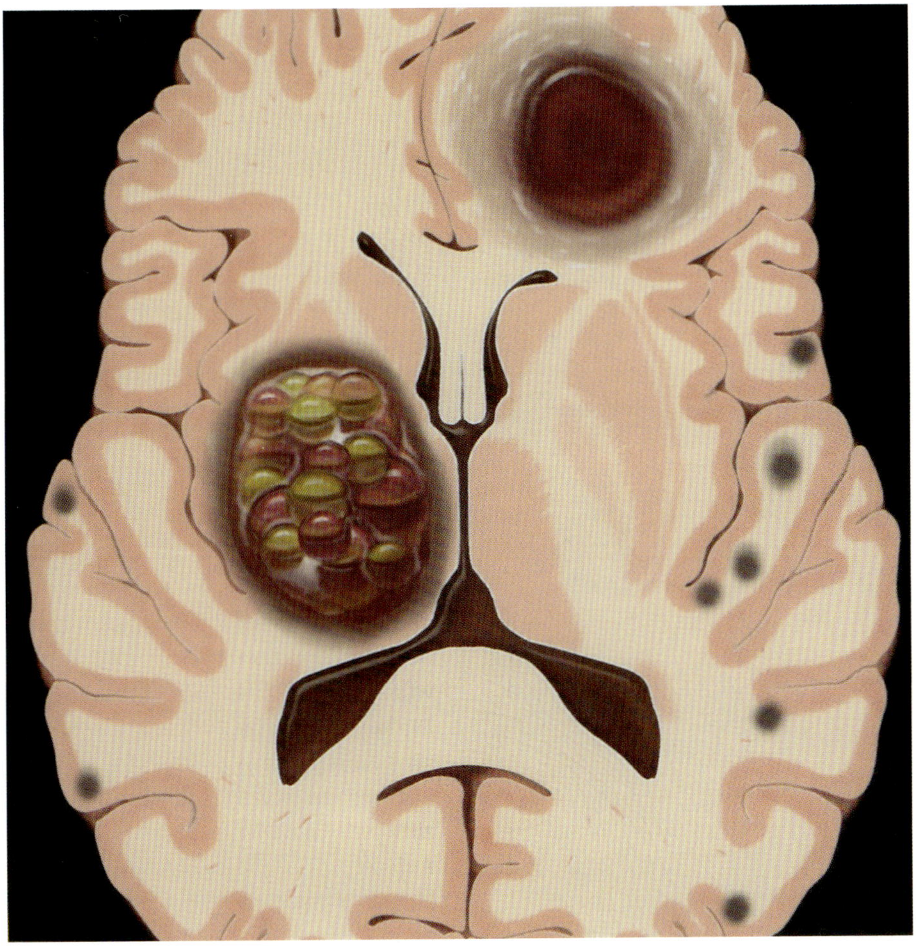

automatisch ablaufende Vorgänge wie Herzschlag, Atmung oder Steuerung des Stoffwechsels. Auch zahlreiche Reflexzentren wie Husten-, Schluck,- oder Lidschlussreflex sind im Hirnstamm lokalisiert. Weiters beinhaltet der Hirnstamm zahlreiche auf- und absteigende Nervenbahnen und Ansammlungen von Nervenzellen. So verschaltet und verarbeitet der Hirnstamm eingehende Sinneseindrücke und ausgehende motorische Informationen. Da all diese Funktionen auf wenigen Zentimetern repräsentiert sind, können bereits kleinste Schädigungen zu schwerstwiegenden Defiziten führen.

ZWISCHENHIRN

Zum Zwischenhirn gehören der Thalamus, der Hypothalamus und die Hypophyse. Der Thalamus hat eine wesentliche Funktion für die Weiterleitung der Informationen der Sinnesorgane und dient so als Vermittler sensorischer und motorischer Signale und steht in ständigem Austausch mit dem Großhirn. Der Hypothalamus steuert zahlreiche psychische und körperliche Lebensvorgänge. Er selbst wird sowohl über das Nervensystem als auch über die Hormone gesteuert. Der Hypothalamus ist mit der Hypophyse, eine der wichtigsten Hormondrüsen des Körpers, verbunden und ist so das zentrale Bindeglied zwischen dem Hormon- und Nervensystem.

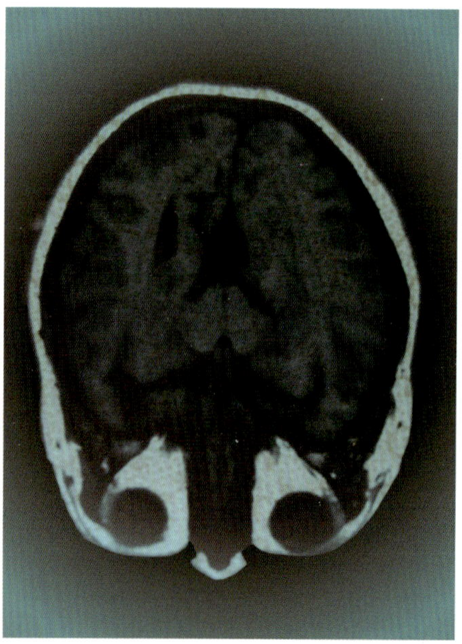

© Monika Torloxten/pixelio.de

Das gesamte Zwischenhirn ist die wesentliche Schaltstelle für Schmerzempfindung und ist auch die Steuerzentrale für den Schlaf -Wach-Rhythmus.

GROSSHIRN

Der größte Anteil des Gehirns - Großhirn - besteht aus 2 halbkugeligen Hälften, welche Hemisphären genannt werden. Diese sind durch einen dicken Nervenstrang in Form eines Balkens, Corpus callosum, miteinander verbunden.

Das Großhirn selbst besteht aus 4 Teilen; Stirnlappen, Scheitellappen, Schläfenlappen und Hinterhauptslappen. Im Bereich der Hirnrinde, welche einige Millimeter dick ist, sind verschiedene Rindenfelder lokalisiert. Diese primären Felder haben bestimmte Aufgaben, wie Hörzentrum, Sehzentrum, aber auch motorische oder sensible Zentren. Von und zur Hirnrinde laufen die Informationen in Bahnen über das Zwischenhirn in den Hirnstamm und dann über das

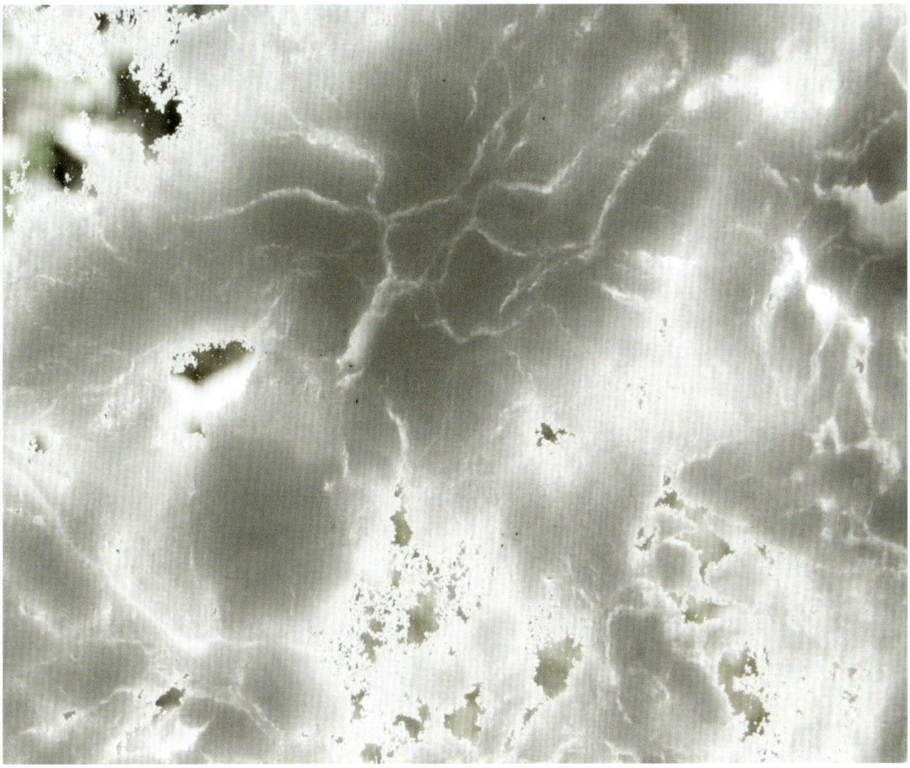

Rückenmark in die unterschiedlichen Organe und Extremitäten. Jede Störung auf dieser Strecke kann spezifische neurologische Defizite verursachen.

Zahlreiche spezielle anatomische Strukturen haben spezifische Aufgaben. So dient der Hippocampus als Gedächtniszentrum, welches in ständigem Austausch mit den verschiedenen Gehirnarealen steht. Der Hippocampus ist nicht nur für die Erinnerung zuständig, sondern auch für die verschiedenen Formen von Lernen. Gedächtnisfunktionen sind stark von emotionalem Verhalten und emotionalen Situationen abhängig, so steht der Hippocampus mit dem limbischen System in ständiger Verbindung und ist für die Erinnerung an emotionale Momente und für unser situatives Verhalten verantwortlich. Störungen in diesem Bereich können auch zu Depressionen, Autismus, Phobien und anderen Erkrankungen beitragen.

KLEINHIRN

Das Kleinhirn, welches anatomisch zwischen Großhirn und Hirnstamm liegt, ist als Koordinationsstelle für Bewegungsabläufe unersetzlich. Störungen im Kleinhirn führen zu schwer wiegenden Gleichgewichts- und Bewegungsstörungen. Weitere Funktionen des Kleinhirns liegen beim Spracherwerb, beim sozialen und unbewussten Lernen.

Neurotransmitter: Dies sind biochemische Stoffe, welche Reize zwischen den Nervenzellen weitergeben, verstärken oder modulieren. Chemisch handelt es sich um eine sehr unterschiedliche Gruppe mit unterschiedlichen Merkmalen.

Die 3 häufigsten Transmitter - Gruppen werden nun beschrieben:

Acetylcholin:

Acetylcholin hat sehr unterschiedliche Aufgaben und ist für das vegetative Nervensystem ebenso wichtig wie für die Schnittstelle zwischen motorischen Nerven und Skelettmuskulatur, aber auch entscheidend für sämtliche Gedächtnisfunktionen. Acetylcholin wird an verschiedenen Synapsen freigesetzt und je nach Gehirnregion beziehungsweise Nerven-Muskellokalisation entstehen dann die verschiedenen Abläufe.
So führt ein Mangel an Acetylcholin im Gedächtniszentrum zur Alzheimer-Erkrankung. Auch die zugelassenen Alzheimer-Medikamente versuchen den vorzeitigen Abbau von Acetylcholin im Gehirn zu verlangsamen.

Weitere Funktionen umfassen den Tag-Nacht-Rhythmus sowie auch Lernfunktionen und die Plastizität des Gehirnes.
Erkrankungen zwischen Nerv und Muskel können zu schwerwiegenden Lähmungszuständen führen. Bei korrekter Diagnose, unter anderem mit dem Nachweis der schädigenden Antikörper gegen Acetylcholin und einer neurophysiologischen Untersuchung, ist eine gute Therapiemöglichkeit gegeben.

Nicht zu unrecht wird Acetylcholin als Multitalent unter den Neurotransmittern bezeichnet und es war auch der erste Neurotransmitter, welcher wissenschaftlich erforscht wurde.

Zur Bildung von Cholin ist auch ein entsprechende Ernährung wesentlich. Dieses ist im Lecithin enthalten, welches eine ganz wichtige Substanz für den gesamten Stoffwechsel darstellt. Je wichtiger ein Organ, desto höher der Anteil an Lecithin. Neben dem Knochenmark enthält das Gehirn den höchsten Lecithin Anteil im Körper.

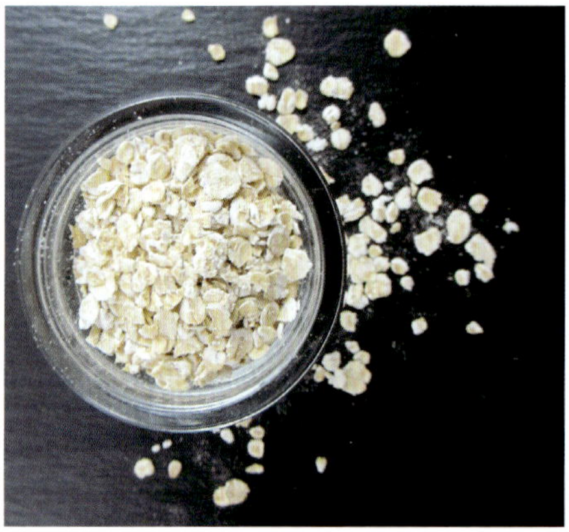

© Mamas-Hausmittel.de/pixelio.de

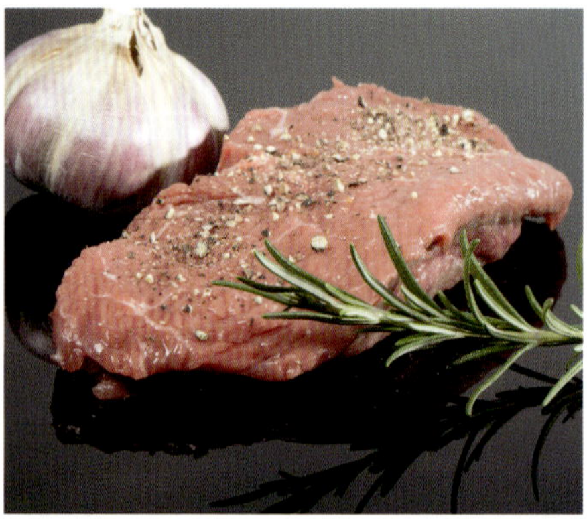

© Heiko Stuckmann/pixelio.de

Lecithinhältig sind Eidotter, Weizenkeime, Haferflocken, Soja aber auch Fleisch und Fisch. Insbesondere Rindfleisch hat neben einem hohen Gehalt von Lecithin auch reichlich Karnitin, Eisen, Zink, Vitamin B6, Panthenolsäure und zahlreiche wichtige Aminosäuren.

Da der Cholesterinanteil des Eidotters im Darm nicht aufgenommen wird, erhöht die Aufnahme von Hühnereiern den Cholesterinspiegel nicht in dem Ausmaß, wie dies früher oft behauptet wurde. Das Cholin kann durch ausreichende Mengen von Eiweißbausteinen sowie aus Vitamin B12 und Folsäure hergestellt werden. All dies zeigt bereits die enorme Bedeutung einer gesunden Ernährung in Bezug auf unsere Gehirnfunktion und unser Nervensystem.

Serotonin:

Der Neurotransmitter Serotonin sitzt in den Neuronen des Hirnstammes. Von dort versorgt er über die Nervenbahnen nahezu alle Regionen des Gehirns. So werden Schlaf- und Wachrhythmus, Schmerzempfinden und vor allem unser Gemütszustand beeinflusst.

Serotonin hat aber auch außerhalb des Gehirns zahlreiche Funktionen. Als Bestandteil des Blutes ist Serotonin auch wesentlich für die Blutdruckregulation.

Serotonin ist in vielen Nahrungsmitteln enthalten, kann aber nicht von der Blutbahn ins Gehirn gelangen. Das Serotonin wird im Gehirn aus der Aminosäure Tryptophan erzeugt. So macht es auch keinen Sinn zur Diagnostik einer Depression den Serotoninspiegel im Serum zu bestimmen. Kohlenhydratereiche Kost erhöht die Tryptophanverfügbarkeit und kann so zur Verbesserung der Gemütslage beitragen. Umgekehrt hat ein Entzug von Kohlenhydraten Schlafstörungen und Depressionen zur Folge. Daher sind kohlenhydratfreie oder kohlenhydratarme Diäten ebenso abzulehnen wie massives Fasten über mehrere Tage. Vielleicht verstehen Sie jetzt, warum so manche Diät bei Ihnen schon zur Nervosität, Gereiztheit und schlechten Schlaf geführt hat.

Zahlreiche Antidepressiva und bestimmte Medikamente gegen Angstzustände erhöhen gezielt die Menge des verfügbaren Serotonin. Obwohl Tryptophan schnell ins Gehirn gelangt, kommt es erst nach mehrwöchiger Therapie zu einer Verbesserung der Stimmungslage.

Noradrenalin:

Noradrenalin entsteht aus Dopamin und ist für die Steuerung der Aufmerksamkeit und Wachheit verantwortlich.

Glutamat und GABA

Glutamat ist auch von zentraler Bedeutung im Gehirn und ist vor allem für die Bewegungssteuerung, Sinneswahrnehmung und auch für das Gedächtnis unabdingbar. Bei Alzheimer-Patienten ist die Freisetzung und Aufnahme von Glutamat beeinträchtigt. Ein Gegenspieler von Glutamat ist GABA, ein hemmender Neurotransmitter im Gehirn. Dort wird über Medikamente bei der Alzheimerkrankheit versucht die Verschlechterung der Erkrankung zu bremsen.

Zahlreiche andere Transmitter sind für weitere Aufgaben im Gehirnstoffwechsel zuständig.

KAPITEL 2
HÄUFIGE ERKRANKUNGEN DES GEHIRNS

Es gibt eine Vielzahl von Erkrankungen des Gehirns, welche in angeborene und erworbene Erkrankungen unterteilt werden. Bei den erworbenen Erkrankungen handelt es sich um Entzündungen wie Meningitis oder Encephalitis (Gehirnhautentzündung oder Gehirnentzündung), Autoimmunerkrankungen wie Multiple Sklerose, Gefäßerkrankungen, Schlaganfall, Hirntumore, (sowohl gutartige als auch bösartige), und zahlreiche degenerative Erkrankungen wie Demenz (Alzheimer oder Parkinson). Zahlreiche andere Erkrankungen nehmen aber ebenfalls ihren Ausgang im Gehirn. So sind nachweislich viele psychiatrische Erkrankungen, wie Depressionen oder Schizophrenie, durch Botenstoffstörungen des Gehirns verursacht.

Erkrankungen des Gehirns

- **Entzündungen:**
  - Meningitis, Encephalitis und andere
- **Autoimmunerkrankungen:**
  - Multiple Sklerose und andere
- **Gefäßerkrankungen:**
  - Schlaganfall, Aneurysmen und andere
- **Hirntumore:**
  - gutartige: z.B. Meningeom, Papillom und andere
  - bösartige: Glioblastome
  Degenerative Erkrankungen:
  - Demenz vom Alzheimertyp, Demenz vom Levy-Body-Typ, Parkinsonerkrankung und andere
- **Anfallserkrankungen: Epilepsie, Neuralgien, u. a.**

Über all diese Erkrankungen zu schreiben würde ein eigenes Buch bedürfen. Es werden hier aber vier wichtige Erkrankungen nachfolgend erläutert: Schlaganfall, Parkinson, Demenz und Migräne

SCHLAGANFALL

Der Schlaganfall zählt zu den häufigsten Erkrankungen in den modernen Zivilisationsgesellschaften und stellt in Österreich die dritthäufigste Todesursache dar. Die derzeit steigenden Zahlen von Schlaganfallerkrankungen sind einerseits auf die zunehmende Alterspyramide der Bevölkerung und andererseits auf die deutliche Zunahme von Zivilisationserkrankungen wie Übergewicht, Blutzuckererkrankung, Bluthochdruck und Blutfetterhöhung zurückzuführen. Auch wenn Schlaganfälle nicht komplett vermeidbar sind, so sind bestimmte Schlaganfallformen durch entsprechende vorbeugende Maßnahmen – Prävention – entweder ganz zu verhindern oder zumindest zeitlich hinauszuzögern.

Der Schlaganfall gehört auch aus ökonomischer Sicht zu den wichtigsten Gesundheitsproblemen unseres Landes, jährlich kommt es zu 20.000 Neuerkrankungen. Weiters ist der Schlaganfall die häufigste Ursache für bleibende Behinderungen in den zivilisierten Ländern. Schlaganfälle können in jedem Lebensalter, auch bereits bei ungeborenen Kindern im Mutterleib auftreten. Da jedoch das Auftreten des Schlaganfalles vor allem von Risikofaktoren mit verursacht wird, sollten diese konsequent behandelt werden.

Definition:

Ein Schlaganfall (Insult) ist die Folge einer plötzlichen Durchblutungsstörung oder einer Blutung im Gehirn. Er tritt plötzlich und unerwartet mit Krankheitserscheinungen wie Lähmungen und Taubheitsgefühl an Armen und Beinen, Sprachstörungen, krampfartigen Anfällen, starken Kopfschmerzen oder Bewusstseinsstörung auf.
Ein Schlaganfall entsteht entweder durch eine Mangeldurchblutung des Gehirns (ischämischer Insult) oder durch eine Einblutung in das Gehirn (Hirnblutung).

Ischämischer Insult (Mangeldurchblutung des Gehirns):

Bei mehr als 80 % aller Schlaganfälle ist die Ursache eine akute Mangeldurchblutung des Gehirns. Sowohl eine Einengung als auch ein Verschluss einer Hirnader durch ein Blutgerinnsel kann die Ursache des Insultes sein. Die Einengung einer Hirnader mit Verdickung und Verhärtung der Hirnarterienwand entsteht meist durch kalk- und cholesterinhaltige Verkrustungen, so dass die Ader immer enger wird und durch ihren Verschluss ein ischämischer Insult entsteht. Die Folge dieser akuten Gefäßschädigung ist der Zelltod im Bereich des entsprechenden Hirnareales mit neurologischen Ausfällen, die von der jeweiligen Lokalisation des Schlaganfalles abhängen.

Hirnblutung:

Eine etwas seltenere Ursache für einen Schlaganfall ist die Hirnblutung. Dabei platzt eine Ader und das austretende Blut schädigt das umliegende Gewebe und die typischen Zeichen eines Schlaganfalles treten auf. Eine sehr häufige Ursache für das Platzen einer Ader ist der Bluthochdruck.

Aber auch andere, seltene Möglichkeiten der Schlaganfallentstehung, wie Tumore, die schlagartig ein Hirngefäß komprimieren oder verletzen und zu einer Hirnblutung führen, sind ebenso möglich wie Autoimmunerkrankungen mit Entzündungen der Hirngefäße, unfallbedingte Verletzungen der Halsschlagader.

Die vielfältigen Symptome sind in Kapitel 3 beschrieben.

Behandlung des Schlaganfalles:

Entscheidend für eine erfolgreiche Schlaganfallbehandlung ist die möglichst schnelle Einlieferung in ein Akutkrankenhaus. Dafür ist es notwendig, dass man Symptome des Schlaganfalles sehr schnell erkennt und unmittelbar die Rettung verständigt. Da der Schlaganfall fast immer schmerzlos ist, wird dieses rasche Vorgehen von Patienten häufig nicht eingehalten. Allerdings sind bestimmte, besonders effektive Behandlungsmöglichkeiten – wie die systemische Blutverdünnung = Lyse – nur innerhalb der ersten drei bis maximal sechs Stunden nach einem Schlaganfall möglich. Innerhalb dieser Zeit muss im Akutkrankenhaus die gesamte Diagnostik (zumindest Labor, EKG, MRT, Ultraschall der Halsgefäße) erfolgen. Beim Schlaganfall gibt es kein einheitliches Behandlungsschema wie beim Herzinfarkt. Es muss spezifisch nach der Ursache des Schlaganfalles therapeutisch gehandelt werden. Aus diesen Gründen wurden in den letzten Jahren österreichweit flächendeckend spezielle Schlaganfalleinheiten (Stroke units) entwickelt.

Bereits sehr früh, häufig gleichzeitig mit der Akutbehandlung des Schlaganfalles, hat die Nachbehandlung einzusetzen. Dies ist für Schlaganfallpatienten von enorm großer Bedeutung, da trotz aller medikamentösen Maßnahmen in den meisten Fällen neurologische Defizite mit Einschränkung im täglichen Leben zurückbleiben. Daher ist mit einer intensiven Rehabilitation frühzeitig zu beginnen und zu versuchen, möglichst rasch eine Vielzahl alltagsrelevanter Funktionen wieder selbständig durchführen zu können.

Die neurologische Rehabilitation wird von einem großen Team unterschiedlicher Berufsgruppen durchgeführt, dazu zählen neben den Fachärzten für Neurologie, Konsiliarärzten aller Fachrichtungen, vor allem Physiotherapeuten, Ergotherapeuten, Logopäden, Psychologen, Sportwissenschafter, Diätassistenten, Hydrotherapeuten, Heilmasseure, auch der Pflegedienst. Ein Schwerpunkt in der Rehabilitation bei höhergradigen Lähmungen stellt die Hydrotherapie dar. Durch Unterwassertherapie kann häufig erstmals wieder gezielt ein Bewegungsmuster gebahnt werden. Ein weiterer wichtiger Teil in der Rehabilitation ist das alltagsrelevante Training, wie zum Beispiel Haushaltstraining, Selbsthilfetraining in Form von Wasch- und Anziehtraining sowie das Training berufsrelevanter Situationen.

Bei einer Vielzahl von halbseitig gelähmten Patienten kann durch intensive Rehabilitation die Rückführung in ein selbständiges Leben erzielt werden.

MORBUS PARKINSON

Noch vor wenigen Jahrzehnten war die Diagnose des Morbus Parkinson für den Patienten ein schwerer Schicksalsschlag und bedeutete eine bald einsetzende Bewegungsunfähigkeit bis hin zur vollen Pflegebedürftigkeit und einer oft deutlich verkürzten Lebenserwartung. Durch wesentliche Fortschritte bei der medikamentösen Behandlung hat der Morbus Parkinson viel von seinem Schrecken verloren und die Lebenserwartung hat sich drastisch verbessert. Es stellte sich bald heraus, dass neben der guten medikamentösen Einstellung eine sehr umfassende ganzheitliche Betreuung des Patienten erforderlich ist.

Die Erkrankung, welche bereits 1817

vom britischen Arzt James Parkinson erstmals beschrieben wurde, beginnt meist zwischen dem 50. und 80. Lebensjahr, ist allerdings bereits ab dem 40. Lebensjahr möglich.

Der Morbus Parkinson entsteht durch ein Absterben von Nervenzellen in einer bestimmten Zellstruktur in den Basalganglien. Die sogenannte Substantia nigra, schwarzer Kern, produziert den Botenstoff Dopamin, welcher bei einem Verlust von 55-60% erstmals Krankheitssymptome verursacht.

Am häufigsten (in 75% der Fälle) ist die Parkinson Erkrankung ein eigenständiges Krankheitsbild. Seltene genetisch bedingte Formen sind beschrieben und werden nach dem jeweiligen Genort bezeichnet. Auch sekundäre Formen sind möglich. So können Medikamente, wie Neuroleptika, Durchblutungsstörungen (=vaskuläres Parkinsonsyndrom), wiederholte Traumen (Boxer-Enzephalopathie), Gifte (vor allem Mangan und Kohlenmonoxid), Entzündungen (Enzephalitis Economo oder HIV Enezephalopathie) oder Stoffwechselerkrankungen (Morbus Wilson) eine Parkinson Symptomatik hervorrufen.

Da es sich um eine degenerative Erkrankung handelt, ist auch eine Überlappung mit einer Demenzerkrankung im Sinne einer Parkinson Demenz möglich.

Die Symptome sind ausführlich in Kapitel 3 beschrieben

Die Diagnose umfasst entsprechend den anerkannten Leitlinien eine komplette klinisch neurologische Untersuchung und zumindest ein bildgebendes Verfahren. Dafür stehen die Kernspintomographie (MRT), die Computertomographie (CT) oder eine Gehirnszintigraphie zur Verfügung.

Auch die Tatsache, dass die Symptomatik der Parkinson Krankheit durch L-Dopa und Dopaminagonisten (Apomorphin) positiv beeinflussbar ist, lässt sich diagnostisch nutzen. Beim L-Dopa und beim Apomorphin Test wird eine bestimmte Menge des Medikamentes verabreicht und durch den nachfolgenden neurologischen Status die Wirksamkeit untersucht.

Gelegentlich sind sehr gut behandelbare Erkrankungen, wie der Hydrocephalus, dem Morbus Parkinson klinisch ähnlich, so dass immer eine exakte bildgebende Diagnostik wichtig ist. Andere, seltene, sogenannte atypische Parkinson Syndrome wie die Multi-System-Atrophie, die kortikobasale Degeneration oder die progressive supanukleäre Blickparese ähneln ebenfalls der Parkinson Erkrankung, sind aber therapeutisch kaum beeinflussbar.

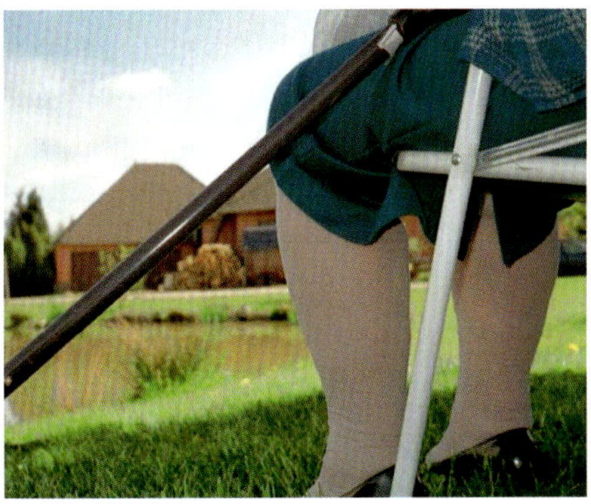

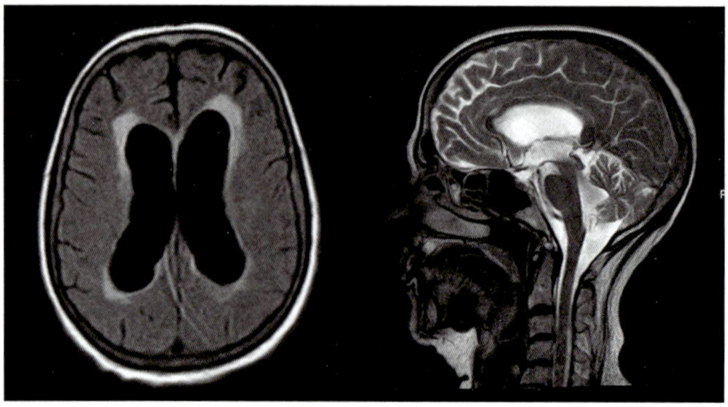

MRT Bild einer Patientin mit Gangstörung, welche unter dem Verdacht Morbus Parkinson mit Demenz zugewiesen wurde. Die Patientin war zu diesem Zeitpunkt nicht mehr gehfähig und zeitlich sowie örtlich nicht orientiert. Das MRT zeigt einen massiven Hydrocephalus. Es erfolgte umgehend die operative Behandlung; vier Monate später schickte mir die Patientin aus Paris eine Ansichtskarte und war komplett beschwerdefrei.

Medikamentöse Therapie des Morbus Parkinson:

Ein wichtiger Teil der Parkinsontherapie ist die medikamentöse Behandlung. Ziel der medikamentösen Therapie ist eine wirksame und gut verträgliche Behandlung mit der Aussicht auf eine langfristige Symptomkontrolle. Es stehen Pharmaka aus verschiedenen Substanzklassen zur Verfügung. Die Auswahl, Kombination und Dosierung der jeweiligen Medikation erfordert reichlich praktisches und theoretisches Wissen und gehört daher in die Hände eines erfahrenen Neurologen. Nahezu alle Medikamente zeigen eine individuell oft sehr unterschiedliche Verträglichkeit und Wirksamkeit, so dass oft einige Zeit bis zur richtigen Therapieeinstellung vergeht. Nicht selten muss die medikamentöse Einstellung stationär erfolgen.

Nicht-medikamentöse Therapie:

Die tiefe Hirnstimulation mit Einbau eines programmierbaren Impulsgenerators in bestimmte Basalganglien (Nucleus subthalamicus, Globus pallidus oder vordere Thalamusanteile) ist seit den 90er Jahren eine Therapieoption bei Patienten mit einer medikamentös unbefriedigender Einstellung. Die Operation ist extrem aufwendig, dauert zwischen 6 und 12 Stunden und wird stereotaktisch durchgeführt. Der Impulsgenerator wird meist in den Bauchraum oder einen Brustmuskel implantiert. Diese Therapie gehört zweifelsohne nur in sehr erfahrene Zentren mit einem Team aus Neurologen und Neurochirurgen.

Gentherapien, bei welchen über Enzyme die Produktion von Dopamin in den Basalganglien gesteigert wird, sind derzeit Teil von wissenschaftlichen Studien. Die Implantation von embryonalen Stammzellen zeigte im Rahmen kontrollierter Studien keinen positiven Effekt.

Trotz der zahlreich vorhandenen und teilweise sehr gut wirksamen Medikamente erfordert die Behandlung der Parkinson-Krankheit eine umfassende nicht-medikamentöse Behandlungsstrategie. Es steht außer Zweifel, dass die Physio- und Ergotherapie wesentlich zur Verbesserung oder Erhaltung der aktiven und passiven Mobilität in allen Gelenken, zu einer Abnahme der Muskelsteifheit und zu einer Verbesserung der Bewegung und Gangleistung beiträgt.

Ergänzt soll dieses Behandlungsschema durch psychologische, psychotherapeutische und physikalische Methoden werden.

DEMENZ

Definition:

Unter Demenz versteht man Krankheitsbilder, welche durch Gedächtnisstörungen gemeinsam mit anderen intellektuellen Störungen gekennzeichnet sind und so schwerwiegend sind, dass die selbständige Lebensführung des Patienten nicht mehr gewährleistet ist.

Häufigkeit:

Die Häufigkeit des Auftretens von Demenzen ist jährlich zunehmend. Grund dafür ist das zunehmende Durchschnittsalter der Bevölkerung. So leben in Deutschland derzeit etwa 1,5 Millionen Menschen mit einer Demenzerkrankung. In Österreich sind es knapp 100.000 Personen. Diese Zahl wird sich in Österreich bis zum Jahre 2050 mehr als verdoppeln und soll nach Berechnungen dann etwa 234.000 ÖsterreicherInnen mit Demenz betragen. Die Hälfte der Demenzpatienten ist auch hilfs- oder pflegebedürftig. Die anfallenden Kosten zur Versorgung von Demenzkranken betragen derzeit ca. 1 Milliarde Euro jährlich und dürften auf bis zu 3 Milliarden Euro in den nächsten Jahren ansteigen. Von besonderer Bedeutung ist die Tatsache, dass derzeit ein Großteil der Demenzkranken von ihren Angehörigen gepflegt wird. Bedingt durch die Überalterung der Bevölkerung und die rückgängigen Geburtenjahre in Relation zu erwerbstätigen Personen wird künftig eine zunehmende Kluft zwischen Erkrankten und Pflegepersonen auftreten. Bei dem bereits jetzt vorhandenen Mangel an qualifizierten Pflegepersonen ist somit in den nächsten Jahren neben den zunehmenden Einzelschicksalen und sozioökonomischen Belastungen durch diese Erkrankung vor allem die Frage der Versorgung von Patienten mit Demenz noch völlig ungeklärt.

Arten von Demenzen	
Primäre Demenz	**Sekundäre Demenz**
• **Demenz vom Alzheimertyp** • **Demenz vom vaskulärem Typ** • **Lewy-Body-Demenz** • **Fronto-temporale Demenzen** • **Creutzfeldt-Jakob-Erkrankung** • **u. a.**	• **Schilddrüsenerkrankung** • **Depression** • **Vitamin-B-Mangel (B1 und B12)** • **Folsäuremangel** • **Chronischer Alkoholismus** • **Drogenmissbrauch** • **Fehlernährung** • **Flüssigkeitsmangel** • **Chronischer Stress** • **u. a.**

Bestimmte Demenzformen sind bezüglich ihrer Entstehung durch vorbeugende Maßnahmen nicht zu vermeiden, einige der Demenzformen sind allerdings durch vermeidbare Risikofaktoren vermehrt auftretend und daher mit entsprechenden Präventionsmaßnahmen beeinflussbar. Gerade hier soll in diesem Buch in weiterer Folge vertieft angesetzt werden.

Ursachen:

Die Ursachen der Demenz sind in eine primäre und eine sekundäre Form unterteilt. Primäre Demenzerkrankungen haben den Ursprung direkt im Gehirn, entweder in den Gehirnzellen oder in den Gefäßen, welche das Gehirn durchbluten (siehe Tabelle auf Seite 17). Sekundäre Demenzformen entstehen durch zahlreiche andere Erkrankungen. Besonders wichtig dabei ist, dass die sekundären Demenzformen häufig gut behandelt werden können, vorausgesetzt der Patient findet den Weg zum Arzt.

Ursachen der Demenz sind die Alzheimerkrankheit, die durchblutungsbedingte Vergesslichkeit (vaskuläre Demenz) sowie die sogenannte Lewy-Körperchen-Demenz. Aber auch behandelbare Demenzen, insbesondere bedingt durch Erkrankungen der Schilddrüse oder Vitamin-B-Mangel sind möglich. Wichtig ist auch die Tatsache, dass Mischformen, insbesondere zwischen der degenerativen Demenz vom Alzheimertyp und der durchblutungsbedingten Demenz vom vaskulären Typ vorliegen. Dies ist insofern von Bedeutung, als gerade die vaskuläre Demenz teilweise vermeidbar ist, oder zumindest durch entsprechenden Lebensstil und Vorbeugemaßnahmen um Jahre hinausgezögert werden kann.

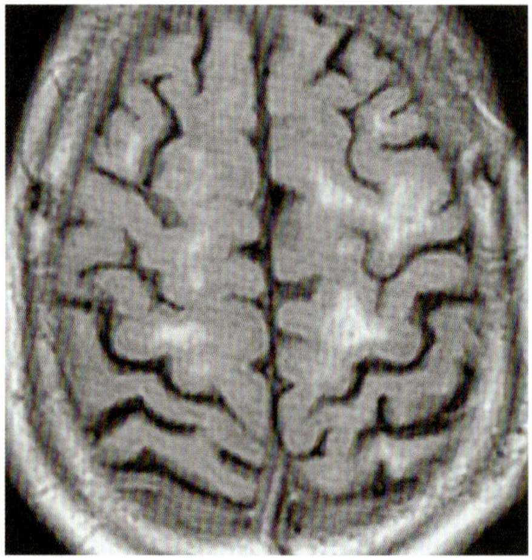

Gehirn MRT eines Patienten mit Demenz vom Mischtyp (Durchblutungsstörung und Alzheimer).

Bei der Alzheimerkrankheit liegt die Ursache in dem Zugrundegehen von Nervenzellen in bestimmten Hirnregionen, wobei das Gehirngewebe um 20% und mehr schrumpft. Die definitive Ursache für den Beginn der Erkrankung ist unklar. Allerdings sind die bei der Alzheimererkrankung gestörten Zellmechanismen gut erforscht, sodass nun mittlerweile verschiedene Behandlungsmöglichkeiten vorliegen. Bei der degenerativen Alzheimerdemenz ist der schleichende Beginn, bei dem anfänglich leichte Gedächtnisstörungen im Vordergrund stehen, charakteristisch. Später kommen allmählich (einige Jahre) andere Defizite des Gehirns wie Wortfindungsstörungen, Rechenstörungen, Schwierigkeiten des Uhrenlesens und auch Verwirrtheitszustände dazu. Das weitere Fortschreiten der Erkrankung führt zu einer zunehmenden Beeinträchtigung der Selbständigkeit

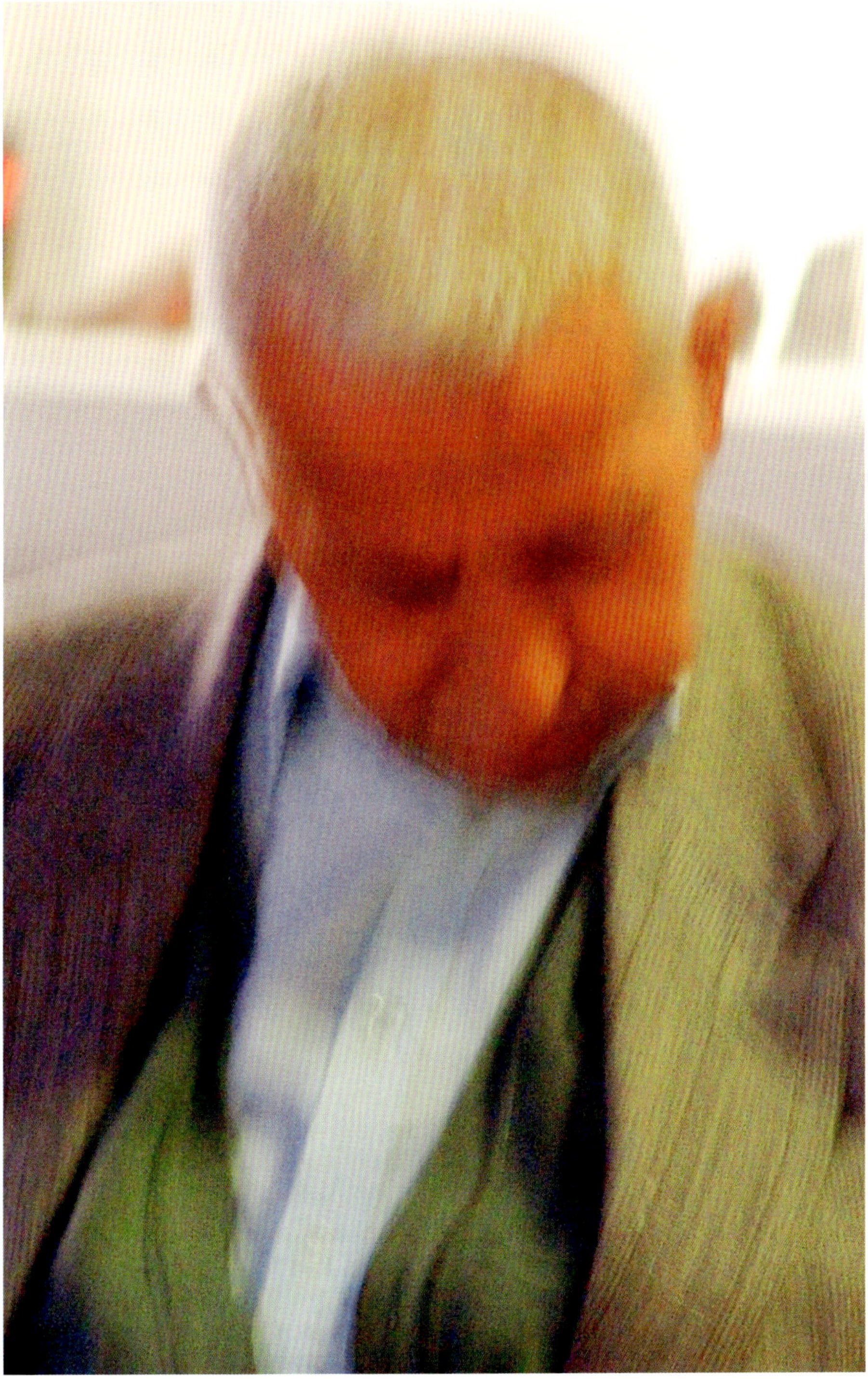

und einer zunehmenden Verminderung des selbständigen Durchführens von Alltagsaktivitäten. Neben den geistigen Störungen kommt es auch zu seelischen Veränderungen wie vermehrte Ängstlichkeit oder depressiver Grundstimmung. Diese seelischen Symptome sind oft bereits sehr früh bei Krankheitsbeginn zu beobachten. Auch die seelischen Veränderungen können im Laufe der Erkrankung zunehmen und in weiterer Folge von körperlichen Einschränkungen wie Verlust der Stuhl- und Harnkontrolle begleitet werden.

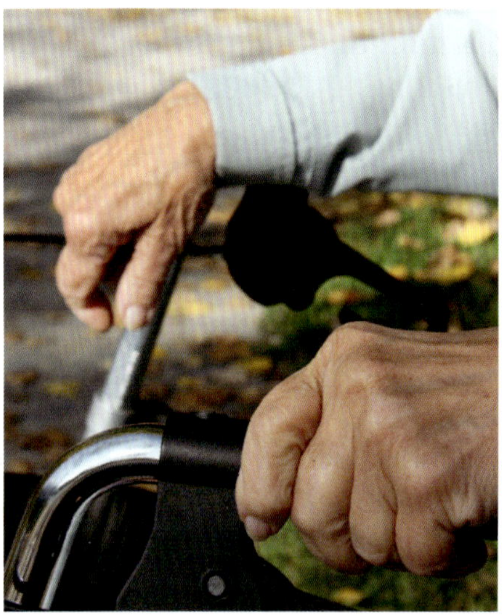

© R. B./pixelio.de

Die Alzheimererkrankung und auch andere primäre Demenzerkrankungen sind insbesondere für den pflegenden Angehörigen eine außerordentliche Herausforderung. Das häufige Nachfragen, das ständige Vergessen, der nachfolgende soziale Rückzug und die dann nahezu immer einsetzende Wesensänderung ist für viele Angehörige ein kaum ertragbarer Leidenszustand. Es ist daher als Angehöriger eines Demenzkranken, unbedingt erforderlich sich entsprechende ärztliche aber auch psychologische und pflegerische Unterstützung und Hilfe zu holen. Viele Angehörige verdrängen diese Tatsache und erleiden dann im Laufe der Erkrankung oder häufig nach dem Tod des Betroffenen schwerwiegende Krisen, bzw. Erschöpfungszustände. Das Burnout-Syndrom des pflegenden Angehörigen ist ein bekanntes Krankheitsbild und wird extrem häufig bei Demenzangehörigen angetroffen. Darüber hinaus konnten neue Studien zeigen, dass die langjährige Pflege eines Ehe-/Lebenspartners selbst ein Risikofaktor für das Bekommen einer Demenzerkrankung darstellt. Es gibt zahlreiche professionelle unterstützende Vereine und Gesundheitsinstitute sowie auch zahlreiche Selbsthilfegruppen, welche unbedingt in Anspruch genommen werden sollen.

Auch die Literatur und Filmindustrie hat sich in den letzten Jahren dankenswerterweise vermehrt mit diesem Thema beschäftigt und zahlreiche Bestseller wurden in Bezug auf die Alzheimererkrankung geschrieben bzw. gedreht. Dies kann unterstützend zur besseren Akzeptanz der Erkrankung dienen. Das einzige Nicht hilfreiche ist das Nicht wahrnehmen und Ignorieren der Probleme.

Die häufig gestellte Frage „Ist Alzheimer gleich Demenz“, kann somit wie folgt beantwortet werden:

Demenz ist der Überbegriff für alle Erkrankungen, bei welchen es zu einem geistigen Abbau kommt. Die Demenz vom Alzheimertyp ist eine der häufigen Formen der Demenzerkrankung. Darüber hinaus ist festzuhalten, dass die 100%ig sichere Diagnose der Alzheimerdemenz nach wie vor nur mikroskopisch nach dem Tod gelingt. Es ist daher auf eine möglichst exakte apparative Diagnostik und eine große klinische Erfahrung des behandelnden Arztes zu achten um die Diagnose mit best möglicher Sicherheit zu stellen. Die besondere Herausforderung ist, dass in vielen Fällen eine Überlappung mit anderen primären Demenzformen möglich ist und um es noch komplizierter zu machen, diese auch mit sekundären Demenzformen überlappen können. In diesen Fällen wird von einer Demenz vom Mischtyp gesprochen, wobei die häufigste Form die gleichzeitige vaskuläre Demenz und Alzheimerdemenz ist.

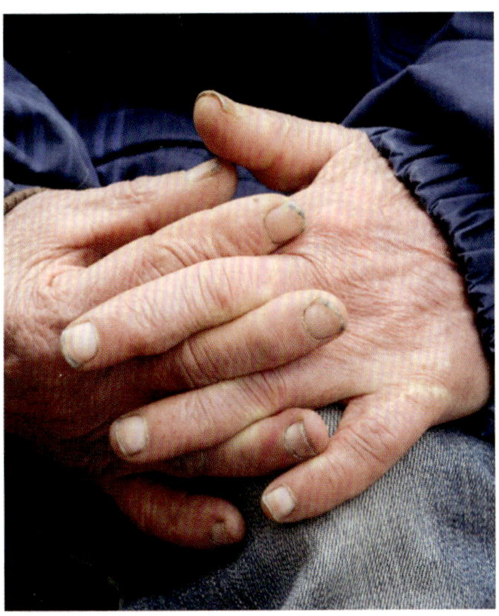

Daher ist eben die bestmögliche Diagnostik so wichtig, um alle behandelbaren Möglichkeiten auszuschöpfen. Selbst unter Kollegen höre ich gelegentlich bei der von mir angeratenen Abklärung eines betagten älteren Menschen bezüglich Demenz die Frage „Ist das wirklich notwendig? Hat das eine Konsequenz?" Die Antwortet ist ein klares JA. Wie zuvor dargestellt, sind häufig verschiedene Formen der Demenz gleichzeitig vorliegend und es darf beim Auftreten von Demenzsymptomen keinesfalls ein diagnostischer oder therapeutischer Nihilismus eintreten, sondern der bestmögliche Kampf gegen die Erkrankung.

Auch wenn bei bestimmten Demenzformen die Heilung nicht möglich ist, so kann der Krankheitsverlauf gerade in der Anfangsphase, in welcher der Patient das Leben noch gut genießen kann, stabilisert werden und die Verschlechterung hinausgezögert werden. In späteren Krankheitsstadien können durch eine gezielte Behandlung der Begleitsymptome, vor allem die häufig auftretenden psychische Symptome, wie Verzagtheit, Angst und Halluzinationen die Schwere der Erkrankung gelindert werden.

Der exakte Beginn der Demenz vom Alzheimertyp ist häufig nicht erhebbar. In vielen Fällen habe ich bei der ersten Untersuchung eines Patienten mit Alzheimerkrankung von den anwesenden Begleitpersonen nach der Frage, wann sich die ersten Symptome eingestellt haben, ganz unterschiedliche Antworten gehört. Nicht selten berichten die nächsten Angehörigen, dass die Beschwerden erst vor kurzer Zeit begonnen haben oder meist auf ein äußeres Ereignis zurückgeführt werden, wie Operation oder Sturz. Etwas entferntere Angehörige, welche nicht jeden Tag mit dem Betroffenen zusammen sind, geben den Krankheitsbeginn weiter zurück an. Dies zeigt den häufig sehr schleichenden Krankheitsbeginn der Alzheimererkrankung und die damit verbundene oft mehrjährige Verzögerung in der Diagnosestellung.

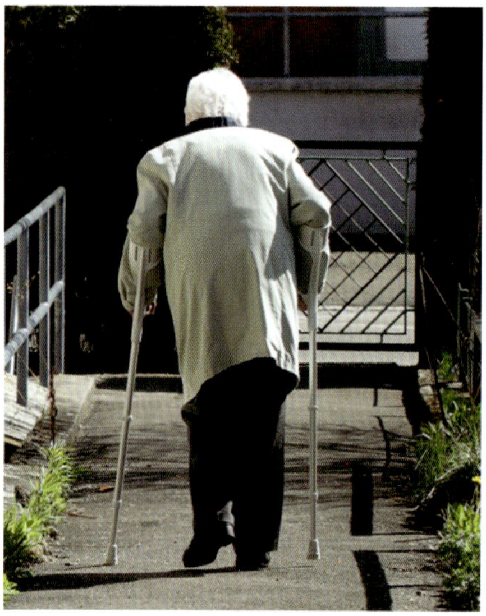

© Günter Havlena/pixelio.de

Es stehen zur Behandlung der Alzheimer Demenz zwei verschiedene Therapieansatzmöglichkeiten mit Medikamenten, Acetylcholinesterasehemmer und NMDA-Agonisten und Memantine, zur Verfügung. Diese haben in unterschiedlichen Phasen der Alzheimererkrankung positive Effekte auf den Krankheitsverlauf. Natürlich können diese Medikamente auch mit bestimmten Nebenwirkungen verbunden sein, bedürfen einer gesicherten Diagnosestellung und müssen zumindest halbjährlich nervenfachärztlich überwacht werden.

Diese medikamentösen Substanzen wurden in großangelegten Studien bezüglich deren Wirksamkeit ausreichend getestet. Die Acetylcholinesterasehemmer werden in der Frühphase der Erkrankung eingesetzt und können insbesondere in diesem Stadium, weswegen auch die frühestmögliche Diagnose so wichtig ist, die Gedächtnisfunktionen über einen längeren Zeitraum gut stabilisieren. Ein gänzliches Aufhalten der Gedächtnisstörung ist allerdings bei der Demenz vom Alzheimertyp auch mit höchsten Dosen und frühest eingenommenen Substanzen nicht möglich. Das individuelle Ansprechen ist relativ unterschiedlich und kann vor der Verordnung durch kein diagnostisches Verfahren erkannt werden. Daher sind die regelmäßigen Kontrollen so wichtig. Bestimmte Gedächtnistests, Mini-Mental-State – MMSE – dienen der Verlaufskontrolle und sind sowohl für die Bewilligung durch die Krankenkasse notwendig als auch für das ärztliche Management einer allfälligen Umstellung auf ein anderes Präparat.

Bei den mittelschweren bis schweren Demenzerkrankungen sind jedenfalls die Memantine von großem Nutzen und können darüber hinaus auch die Wesensveränderungen der Demenzpatienten in diesem Stadium günstig beeinflussen bzw. so zu einer Reduzierung des Pflegeaufwandes bei Demenzpatienten führen. Allerdings zeigen auch die Memantine eine individuell sehr unterschiedliche Wirksamkeit und können bei manchen Patienten über einen längeren Zeitraum sehr gute Erfolge und bei anderen Patienten bei exakt gleicher Dosierung relativ bescheide-

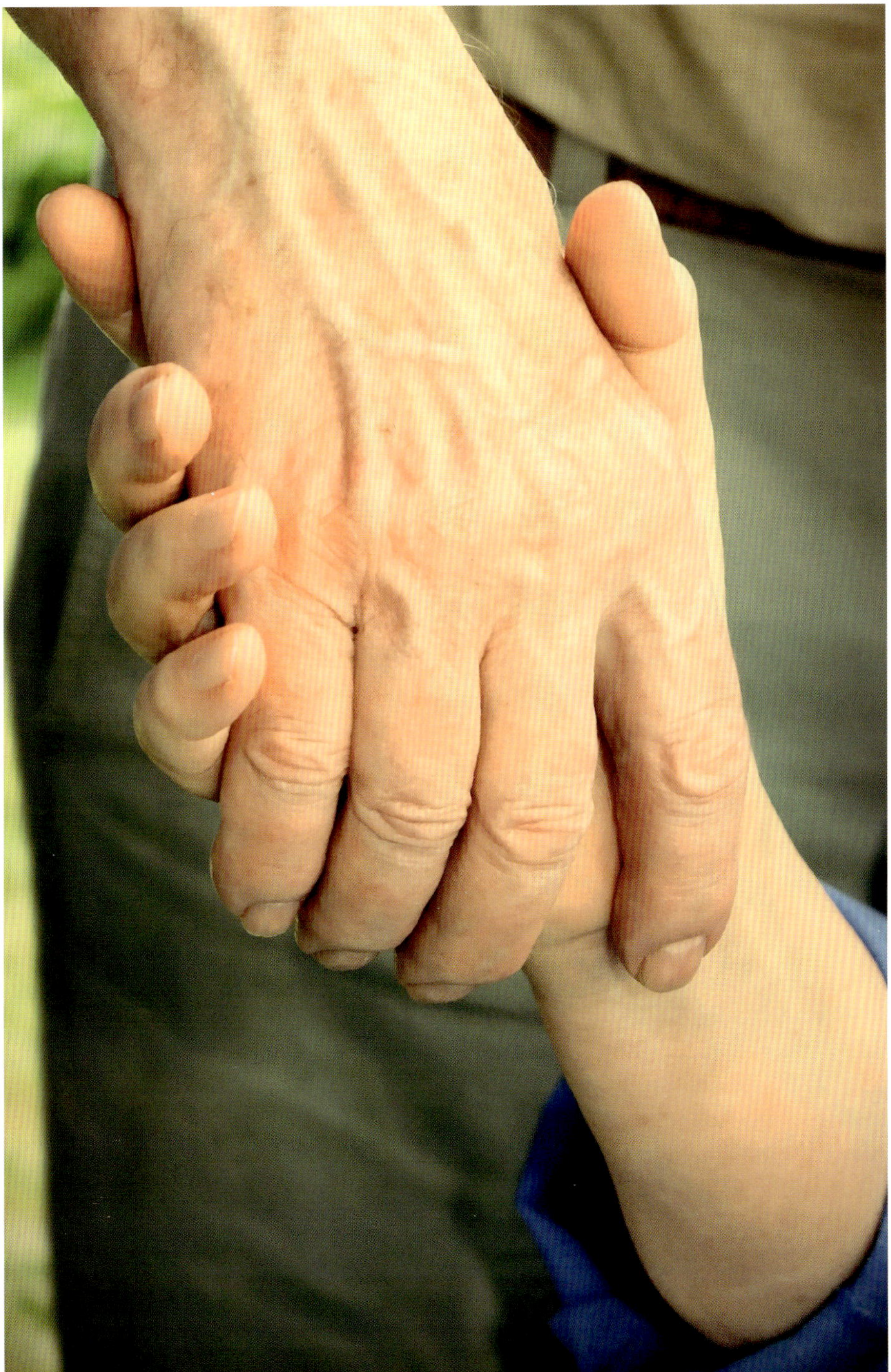

ne Verbesserungen erzielt werden. Aus diesen Gründen sind die regelmäßigen Kontrollen besonders wichtig.

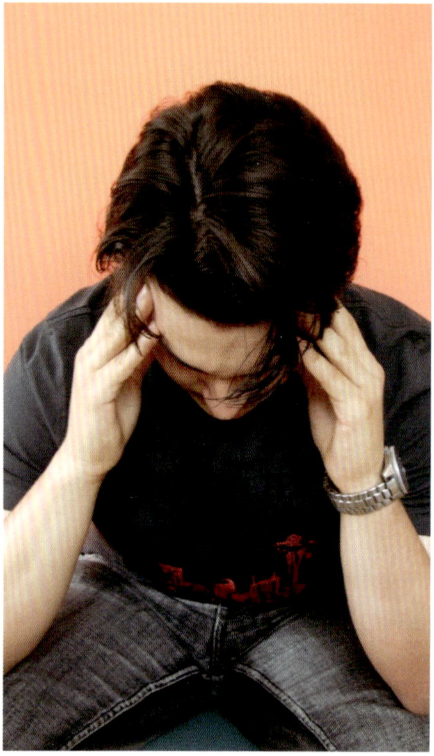

© Uta Herbert/pixelio.de

Aus eigener Erfahrung und aufgrund der Lage der zahlreichen Studien ist allerdings gerade bei Patienten mit Alzheimer-Demenz eine sehr geringe Compliance bezüglich Arztbesuchen und Medikamenteneinnahme gegeben. Teilweise ist dies durch das Vergessen krankheitsbedingt und teilweise auch durch die nicht spürbare Verbesserung. Allerdings ist die Verzögerung der Verschlechterung ebenfalls für den Betroffenen und seine Angehörigen ein wichtiges therapeutisches Ziel. Dieses ist eben nur mit einer regelmäßigen Medikamenteneinnahme und einer guten Arzt-Patientenbeziehung zu erreichen.

Neben diesen Substanzen sind auch zahlreiche symptomatische Medikamente am Markt, welche vor allem die begleitenden Probleme der Wesensveränderung, des sozialen Rückzuges, der depressiven Verstimmung und der oft auftretenden Angstzustände gut lindern können.

Darüber hinaus sind zahlreiche neue Alzheimertherapien derzeit im Stadium der Testung und an vielen neuen Präparaten wird auch noch heftigst gearbeitet.

Dazu gehört auch die Alzheimerimpfung. Auch hier sind wir bereits in weit fortgeschrittenen Prüfungsstadien, ein Datum für eine exakte Zulassung neuer Substanzen ist aber zum jetzigen Zeitpunkt noch nicht absehbar.

MIGRÄNE

Die Migräne gehört zu den häufigsten neurologischen Erkrankungen und tritt bei 12% aller Erwachsenen auf. Frauen sind etwa dreimal so häufig betroffen wie Männer. Die Migräne ist auch eine häufige Erkrankung im Kindes- und Jugendalter, wobei Buben und Mädchen gleich häufig betroffen sind. Die Migräne kann ab dem 3. Lebensjahr auftreten.

Die Migräne hat sehr unterschiedliche Erscheinungsbilder und kaum ein Migräneanfall gleicht dem anderen. Es ist auch möglich, dass ein Patient teilweise

Migräneattacken mit oder ohne vegetative Begleitsymptome wie Übelkeit oder Erbrechen hat. Dies macht manchmal das Erkennen und den Einsatz der richtigen Therapie schwierig. Weiters ist zu beachten, dass Patienten mit Migräne genauso an anderen Kopfschmerzformen leiden können und so ist die möglichst exakte Differenzierung für den Therapieerfolg entscheidend.

Nachfolgende Tabelle zeigt die typischen Symptome einer Migräne:

- **Attackendauer zwischen 4 und 72 Stunden**
- **Einseitige Lokalisation, selten auch beidseitig über der Stirne**
- **Pulsierender Schmerzcharakter**
- **Mäßige bis starke Schmerzintensität (Der Patient ist in seiner Tagesaktivität beeinträchtigt.)**
- **Verstärkung bei körperlicher Aktivität**
- **Übelkeit oder Erbrechen**
- **Lichtempfindlichkeit und/oder Lärmempfindlichkeit**
- **Große körperliche Müdigkeit nach dem Migräneanfall**

Bei der Migräne mit Aura, also Begleitsymptomen, der sogenannten klassischen Migräne, treten zusätzlich zu Kopfschmerzen und den vegetativen Begleitsymptomen von Übelkeit und Erbrechen noch unterschiedlichste Symptome vor Beginn der Kopfschmerzen auf. Die Migräneanfälle werden entsprechend der Erscheinungsform in verschiedene Untergruppen aufgeteilt:

- **Migräne ohne Aura – einfache Migräne**
- **Migräne mit Aura – klassische Migräne**
  - **ophtalmoplegische Migräne**
  - **hemiplegische Migräne**
  - **retinale Migräne**
  - **Basilaris Migräne**
  - **periodische Syndrome in der Kindheit als mögliche Vorläufer oder Begleiterscheinungen einer Migräne**
- **Migränekomplikationen**
- **Migräneartige Störungen, die nicht die obigen Kriterien erfüllen**

Bei der **ophtalmoplegischen Migräne** kommt es im Rahmen der Aura zu einer Läsion des Nervus oculomotorius (Hirnnerv, der die Augenmuskeln versorgt). Daher bemerken die Patienten häufig Doppelbilder und es kann auch zu einem einseitig herabhängenden Augenlid kommen.

Die **hemiplegische Migräne** ist eine sehr seltene Variante der Migräne, welche mittels Chromosom 19 vererbt wird. Im Rahmen der Vorsymptome, also noch ohne Kopfschmerz, kann es zum Auftreten einer halbseitigen Lähmung kommen. Diese Patienten werden beim erstmaligen Auftreten dieser Migräneattacken häufig mit dem Verdacht eines Schlaganfalles in ein Krankenhaus eingewiesen. Die halbseitige Lähmung kann bis zu mehreren Tagen anhalten.

Von der **retinalen Migräne** spricht man, wenn es im Rahmen der Aura zu Sehstörungen eines Auges kommt. Dies zeigt sich in Form von Blitzlichtern, Farbflecken oder Ähnlichem.

Bei der sogenannten **Basilaris Migräne** – die Arteria basilaris ist ein Gefäß, das Blut zum Hirnstamm und zum Kleinhirn transportiert – bemerken die Patienten unterschiedlichste neurologische Ausfälle wie Gleichgewichtsstörungen, Drehschwindel, Gesichtsfeldausfälle, Sprach- und Sprechstörungen, oder Lähmungen aller vier Extremitäten.

Besonders gefährlich ist, dass eine langdauernde und intensive Migräneattacke, insbesondere bei gleichzeitig bestehenden Gefäßrisikofaktoren, auch zu einem Schlaganfall führen kann. Der ischämische Insult infolge einer Migräneattacke gehört zu den häufigen Schlaganfallursachen bei Frauen unter 40 Jahren.

Diagnose:

Eine exakte Diagnostik in Form einer ärztlichen Untersuchung ist für die weitere Behandlung wesentlich. Sehr häufig kommen PatientInnen erst dann zum Arzt, wenn die selbst eingenommen Schmerzmittel nicht hilfreich waren. Gerade die Einnahme von herkömmlichen Schmerzmitteln ist bei der Migräne meist völlig wirkungslos, bis auf die möglichen Nebenwirkungen. Diese können bei einer zu häufigen Schmerzmitteleinnahme oft auftreten und können ab 15 Tabletten pro Monat über einen Zeitraum von mehr als 6 Monaten zu einem sogenannten medikamentenabhängigen Kopfschmerz führen. Wenn Patienten erst dann zum Arzt gehen, wird die gesamte therapeutische Einstellung deutlich schwerer, als wenn dies zu einem frühen Zeitpunkt erfolgt.

Der wesentlichste Teil der Diagnose ist das fachärztliche Gespräch und die klinisch-neurologische Untersuchung. Bei der Erstdiagnostik ist, bei noch so eindeutig scheinender Symptomatik, eine Bildgebung und meist auch eine EEG-Untersuchung erforderlich.

Je nach Art der Beschwerden und/oder begleitenden Symptomen oder anderen Kopfschmerzen sind weitere Untersuchungen unerlässlich.

Schritte zur richtigen Diagnose:

- **ausführliches Gespräch zwischen Arzt und Patient**
- **klinisch-neurologische Untersuchung**
- **Elektroencephalographie (EEG)**
- **Weitere Untersuchungen abhängig von Anamnese und klinischer Untersuchung:**
  - **Blutuntersuchung**
  - **Computertomographie**
  - **Magnetresonanztomographie**
  - **Doppler-Duplex-Sonographie der Halsgefäße**
  - **Röntgen der Wirbelsäule**

Differentialdiagnose:

Neben dem Migränekopfschmerz gibt es weitere andere primäre Kopfschmerzformen. Dazu gehören:

- Spannungskopfschmerz
- Cluster Kopfschmerz
- Medikamentenkopfschmerz

Da der Cluster Kopfschmerz ebenfalls attackenartig mit ausgeprägter Schwere auftritt und häufig von Patienten mit einem Migränekopfschmerz verwechselt wird, werden kurz die typischen Symptome beschrieben.

Typische Symptome des Clusterkopfschmerzes:

- **sehr stark und einseitig, v.a. im Bereich einer Schläfe, des Augapfels oder über dem Auge**
- **kurze Dauer (15 bis 180 Minuten)**
- **Begleitsymptome auf der Seite des Kopfschmerzes (Bindehautrötung, Nasenschleimhautbeteiligung)**
- **keine Aura**
- **Übelkeit und Lichtempfindlichkeit sehr untypisch**
- **häufig durch Alkohol auslösbar**

Somit ist nicht jeder anfallsartig heftige und einseitige Kopfschmerz Migräne.

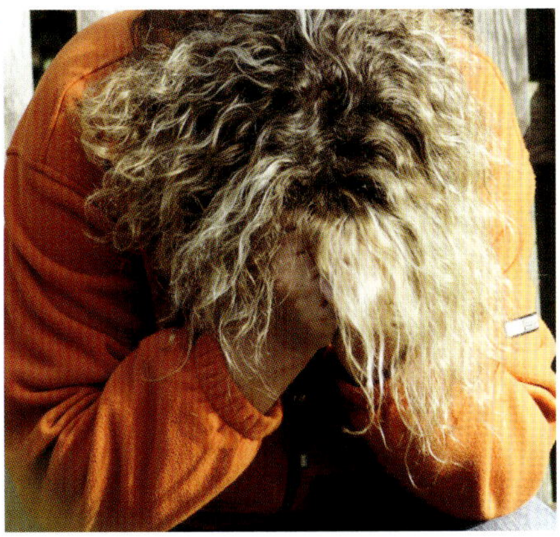

Sekundäre Kopfschmerzen:
Dies sind Kopfschmerzen, welche durch eine andere Erkrankung, innerhalb oder außerhalb des Kopfes entstehen.

Einige Erkrankungen mit sekundärem, plötzlichem Kopfschmerz:

- **Subarachnoidalblutung (Blutung unter die Arachnoidea – Teil der weichen Hirnhaut)**
- **Hirnblutung (Blutung direkt in das Hirngewebe)**
- **Bluthochdruck**
- **akutes Glaukom**
- **Gefäßerkrankungen**
- **bakterielle Meningitis**
- **Schlaganfall**
- **und andere**

Zahlreiche andere Erkrankungen, die zum einem sekundären Kopfschmerz führen, welche meist von chronischem Charakter sind, werden in der nachfolgenden Tabelle angeführt:

Einige Erkrankungen mit sekundärem, chronischem Kopfschmerz:

- **Hirntumor**
- **Hirnabszess**
- **Erkrankungen der Zähne, des Schädeldaches und der Kiefergelenke**
- **Erkrankungen der Halswirbelsäule**
- **virale Meningitis**
- **Stoffwechselerkrankungen**
- **Hirndrucksteigerung**
- **Und andere**

Kindliche Migräne:

Die kindliche Migräne ist eine nicht selten fehldiagnostizierte oder lange übersehene Erkrankung. Häufig wird die kindliche Migräne eher als Ausrede eines Kindes abgetan, teilweise auch, da die kindliche Migräne sehr unterschiedlich zur Erwachsenen-Migräne abläuft. Meist ist das Erbrechen viel seltener und die Symptome sind ein dumpfer, beidseitiger, starker Kopfschmerz. Kinder sind in dieser zeit sehr stark in ihren Aktivitäten eingeschränkt und ziehen sich häufig zurück. Migräneattacken während der Schulzeit werden meist „ausgesessen", eine entsprechend deutlich schlechtere Schulleistung ist dann jedoch die Folge. Begleitsymptome wie Sehstörungen etc. treten nicht auf.

Eine unbedingte kinderärztliche und/oder nervenfachärztliche Abklärung ist unerlässlich.

Therapeutisch hilft meist eine Lebensstiländerung. Nicht selten sind eine falsche Ernährung oder ein Flüssigkeitsmangel oder das Auslassen eines Frühstücks und eine dadurch zu lange Fastenzeit typische Auslöser für das Auftreten von Migräneattacken. Eine Selbstmedikation ist jedenfalls strengstens verboten und die Therapie gehört mit den Ärzten abgeklärt.

Auslöser der Migräne:

Die Migräne ist eine meist genetische Erkrankung und kann prinzipiell durch nichts gänzlich verhindert werden. Allerdings sind bei vielen Patienten bestimmte Triggerfaktoren vorliegend. Teilweise sind diese nicht veränderbar, wie hormonelle Ursachen oder Wetterwechsel. Zahlreiche Triggerfaktoren sind bekannt. Einige davon wären veränderbar.

Auslöser von Migräneattacken – Ursachen:

- **Hormone**
  - **Zyklusabhängig, meist knapp vor der Regel oder zum Eisprung**
  - **Geburt**
  - **Menarche**
  - **Orale Kontrazeptiva**
- **Ernährung: Histamin- und Tyraminhältige Nahrungsmittel**
- **Psyche:**
  - **Stress oder unbewältigter Ärger**
  - **Kummer, Enttäuschung**
  - **und andere**
- **Verhalten**
  - **Änderung der Schlafdauer oder Schlafgewohnheiten – Urlaubs-, Wochenendmigräne**
  - **unregelmäßige Mahlzeiten**
  - **starke körperliche Anstrengungen**
- **Umweltfaktoren**
  - **Flackerlicht**
  - **Lärm**
  - **Aufenthalt in großer Höhe**
  - **Aufenthalt in Kälte, praller Sonnenaussetzung**
  - **Aufenthalt in sauerstoffarmer Luft (Flugzeuge, schlecht gelüftete Büroräume, etc.)**
  - **Wettereinflüsse**

Generell sollten vom Patienten mögliche Auslöser, nach den ersten Migräneattacken und nach der Diagnostizierung dieser als Migräne, selbständig beobachtet werden. Denn nicht jeder Patient hat zum Glück all diese Auslöser; diese sind individuell sehr unterschiedlich. Sofern veränderbare Auslöser festgestellt werden, gilt es diese bestmöglich einzuschränken. Es ist aber darauf hinzuweisen, dass auch unter einer gänzlichen Ausschaltung von Auslösern Migräneattacken auftreten, meist ist aber die Häufigkeit und in manchen Fällen die Schwere der Attacke vermindert.

Therapie:

Wie eingangs beschrieben, ist der wichtigste Punkt die fachärztliche Diagnosestellung, welche danach eine Therapie ermöglicht.

Die Säulen der Migränetherapie:

- **Spezifische Migränemedikamente = Triptane**
- **Schmerzmedikamente = Analgetika**
- **Lebensstilmodifikation**
  - Bewegung – Gefäßtraining
  - Sport
  - Verhalten je nach Auslöserprofil
- **Ernährung**

Die richtige Wahl eines spezifischen Migränemedikamentes aus der Substanzgruppe der Triptane (z.B. Zomig®, Relpax®, Imigran®, Eumitan® u.a.) ist meist eine sehr wesentliche Hilfe zur Reduktion der Schwere und Dauer der Migräneattacke. Wichtig ist auch, je nach Migräneform die richtige Darreichungsform des Medikamentes zu wählen. So bestehen neben den herkömmlichen Tabletten auch die Möglichkeiten einer Schmelztablette, welche nur unter die Zunge gelegt wird, oder eines Nasensprays. Diese Darreichungsformen werden vor allem Patienten gegeben, welche in der Frühphase unter starker Übelkeit oder insbesondere Erbrechen leiden. Bei diesen Patienten wird zwar häufig die richtige Medikation gegeben, die Substanz aber vom Magen und Darmschleimhaut nicht richtig aufgenommen. In Einzelfällen stehen auch Subcutan-Injektionen oder Zäpfchen zur Verfügung. Wichtig ist, die Medikation so früh wie möglich zu beginnen. Meist fragen die Patienten „Woher weiß ich, wann möglichst früh ist?" Dies ist der Zeitpunkt, in dem der Patient erstmals daran denkt, dass es sich bei der Schmerzattacke um eine Migräne handelt. Im Falle eines nur mäßigen oder geringen Ansprechens ist die Dosierung mit dem Arzt zu besprechen, da häufig zwar die richtige Medikation eingenommen wird, aber in zu geringer Dosierung.

Herkömmliche Schmerzmedikamente, wie Acetylsalicylsäure, Paracetamol etc. sind bei schlechter Verträglichkeit der Triptane (sehr selten) oder Kontraindikationen gegenüber der Einnahme hilfreich. Dies betrifft auch Kinder und Jugendliche unter dem 14. Lebensjahr. Auch bei diesen Medikamenten gibt es sehr unterschiedliche Darreichungsformen. Insbesondere bei Kindern und Patienten mit Übelkeit und Bauchschmerzen ist die Zäpfchenform deutlich zu bevorzugen.

Die Ernährung kann in der Prävention von Migräne eine sehr große Rolle spielen. Hierbei ist es zunächst wichtig, idealerweise durch das Führen eines Anfallskalenders, herauszufinden, ob tatsächlich ein Zusammenhang zwischen Ernährung und Migräne vorliegt. Bestätigt sich dieser, ist eine Modifikation der Ernährung mit Sicherheit sinnvoll. Hierbei konnte wissenschaftlich nachgewiesen werden, dass ein bestimmter Anteil der Nahrung, nämlich die biogenen Amine, also Histamin und Tyramin, dazu neigen Migräneattacken auszulösen. Dies passiert meist nicht nach dem Alles-oder-Nichts-Gesetz wie bei Allergien, sondern ist häufig abhängig von der Menge der zugeführten Nahrungsmittel.

Die Tabelle listet einige typische Nahrungsmittel auf, welche Migräneattacken auslösen können:

- **Schokolade**
- **Nüsse, vor allem Walnüsse**
- **Käse, Sorten individuell austesten**
- **Alkohol, vor allem Rotwein und Bier**
- **Fischkonserven, Fischpasten**
- **Rohwurst, Innereien**
- **Zitrusfrüchte**
- **Fertigprodukte, wie Brotaufstriche, Suppenwürze, Dosenfisch u.a.**

Die Deutsche Gesellschaft für Ernährung hat ein ernährungstherapeutisches Grundkonzept für Migränepatienten erstellt, welches im Wesentlichen den allgemein gültigen Empfehlungen für eine ausgewogene Ernährung entspricht.

Die 10 Regeln der Deutschen Gesellschaft für Ernährung:

- **Vielseitig, aber nicht zu viel essen (möglichst viele verschiedene Lebensmittel, aber kleine Portionen).**
- **Weniger Fett und fettreiche Lebensmittel.**
- **Würzig, aber nicht zu salzig.**
- **Wenig Süßes.**
- **Mehr Vollkornprodukte.**
- **Reichlich Gemüse, Kartoffeln und Obst.**
- **Weniger tierisches Eiweiß.**
- **Trinken mit Verstand.**
- **Öfter kleinere Mahlzeiten.**
- **Schmackhaft und schonend zubereiten.**

Möglicherweise können auch magnesiumreiche Nahrungsmittel einen gewissen protektiven Effekt zur Vermeidung von Migräneattacken ausüben. Magnesiumreiche Nahrungsmittel sind Getreideprodukte, wie Vollkorn, Naturreis, Gemüse wie Spinat, Broccoli, Kartoffel oder auch Samen wie Kürbiskerne, Sonnenblumenkern, Leinsamen und andere.

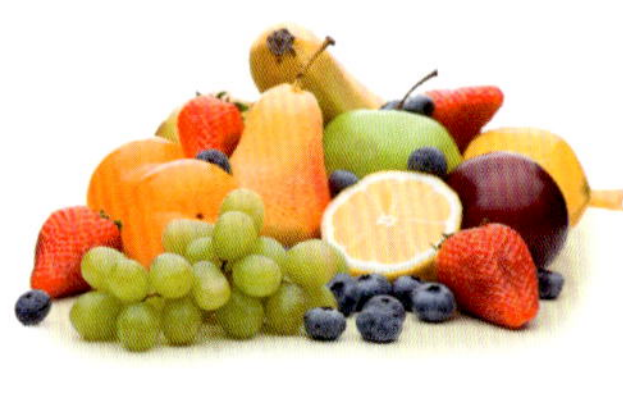

Die vier wichtigsten Ernährungstipps bei Migräne:

- Meide **tryptophan- und histaminhaltige Nahrungsmittel**
- Entdecke **individuell Nahrungsmittel als Migräneauslöser**
- Bevorzuge **frische Nahrungsmittel und meide Konservierungsmittel**
- Verändere **auf gesunde, ausgewogene und flüssigkeitsreiche Ernährung**

Prävention von Migräneattacken:

Sowohl durch eine gezielte Medikation als auch durch zahlreiche nichtmedikamentöse Verfahren lässt sich die Frequenz und Intensität der Migräne gut beeinflussen.

Bei Patienten mit gehäuften Migräneattacken, zumindest 4 bis 6 Attacken pro Monat und/oder schwer medikamentös behandelbaren Migräneattacken, ist die medikamentöse Reduzierung der Häufigkeit der Migräneattacken eine besonders wichtige Maßnahme. Hier stehen einige Substanzgruppen zur Verfügung. Diese kommen zu einem großen Teil aus der Epilepsie-Behandlung. Diese hat die Stabilisierung der Zellmembranen im Gehirn zum Ziel und bremst so überschüssige elektrische Aktivität. Ähnlich ist das Prinzip bei der medikamentösen Prävention von Migräneattacken. Bei vielen PatientInnen konnte mit dieser Maßnahme eine sehr gute Verbesserung erzielt werden. Die Wahl des Präparates, die Dauer und Höhe der Therapie ist individuell sehr unterschiedlich und bedarf einer engen Arzt/Patienten-Kooperation.

Nichtmedikamentöse Therapieformen:

- **Biofeedback**
- **Akupunktur**
- **Homöopathie**
- **Entspannungsverfahren**
- **Lebensstil**
- **und andere**

Die Wirksamkeit der Biofeedback-Behandlung bei der Migräne ist in zahlreichen gut durchgeführten wissenschaftlichen Studien eindeutig belegt worden.

Biofeedback kommt aus dem Englischen und bedeutet Rückmeldung biologischer Signale, insbesondere unbewusst ablaufender Körperfunktionen, wie Muskelspannung, Atmung, Gefäßweite, Herzfrequenz und Körpertemperatur. Das Feedback wird mit Elektroden und Sensoren vom Patienten abgeleitet und über einen Bildschirm sowohl visuell als auch über einen Lautsprecher akustisch an den Patienten rückgemeldet. So erlernen Patienten rasch Fehlfunktionen zu erkennen und danach aktiv unter Anleitung eines geschulten Therapeuten die Fehlfunktionen zu regulieren. Üblicherweise werden ca. 6 bis 10 Biofeedback-Sitzungen à 50 Minuten in einem einwöchigen Intervall empfohlen. Die Vielzahl an erfolgreichen Sitzungen bestätigt die Wirksamkeit der Methode. Daher wird sie nahezu jedem Migränepatienten von mir empfohlen. Sollte es nicht zu einer signifikanten Besserung der Migränehäufigkeit oder der Schwere der Migräneattacke kommen, werden zumindest häufig andere positive „Nebenwirkungen", wie vermehrte innere Ruhe, besserer Nachtschlaf, geringere Muskelverspannung im Nackenbereich etc. berichtet. Ein Therapieabbruch aufgrund fehlender Wirksamkeit in den letzten Jahren, ist mir nicht in Erinnerung.

Biofeedback ist auch eine sehr gute Methode bei Angst- und Panikpatienten, bei Bluthochdruck, bei stressbedingter Muskelverspannung aber auch bei Gefäßerkrankungen wie Morbus Raynaud oder bei bestimmten Formen von Harninkontinenz.

Aber auch der zusätzliche oder alleinige Einsatz von gezielten Entspannungsmethoden, insbesondere die Meditation, Yoga, autogenes Training oder progressive Muskelentspannung, können sehr gut die Häufigkeit der Migräneattacken reduzieren.

Bezüglich Akupunktur und/oder Homöopathie liegen sehr unterschiedliche Ergebnisse vor. Aus meiner Erfahrung ist der positive Effekt sehr gering. Generell kann ein Versuch damit, sofern vom Patient gewünscht, mit Sicherheit gefahrlos durchgeführt werden.

Die Lebensstilmaßnahmen in der Primärprävention von Migräneattacken entsprechen auch denen bei anderen neurologischen Erkrankungen. Insbesondere ist das körperliche Ausdauertraining im Sinne der Gefäßstärkung einer der wesentlichsten Punkte. Darüber hinaus sollte dies mit guten Entspannungsmethoden kombiniert werden. Persönlich scheint mir die Erlernung einer Meditationstechnik besonders wichtig, da dies die Möglichkeit einer sehr effektiven Entspannung gibt. Aber genauso gut kann dies über autogenes Training, progressive Muskelentspannung nach Jacobson oder Ähnlichem erlernt werden.

Eine besonders gute Kombination von körperlicher Bewegung und Entspannung stellt Yoga dar. Hierbei gibt es unterschiedliche Yogaformen. Generell ist aber die körperliche Ertüchtigung mit gleichzeitiger Förderung von Koordination und Muskelkraft in Kombination mit Entspannung durch das Erlernen verschiedener Atemtechniken eine der besten Entspannungstechniken im weitesten Sinne und hilft vielen Patienten mit Migräne.

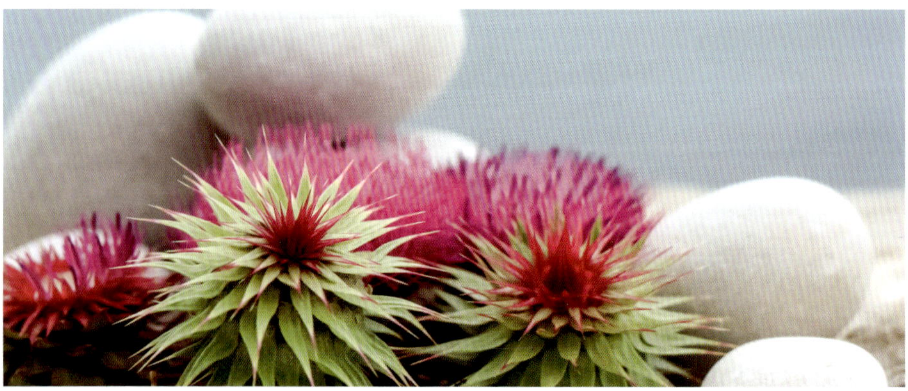

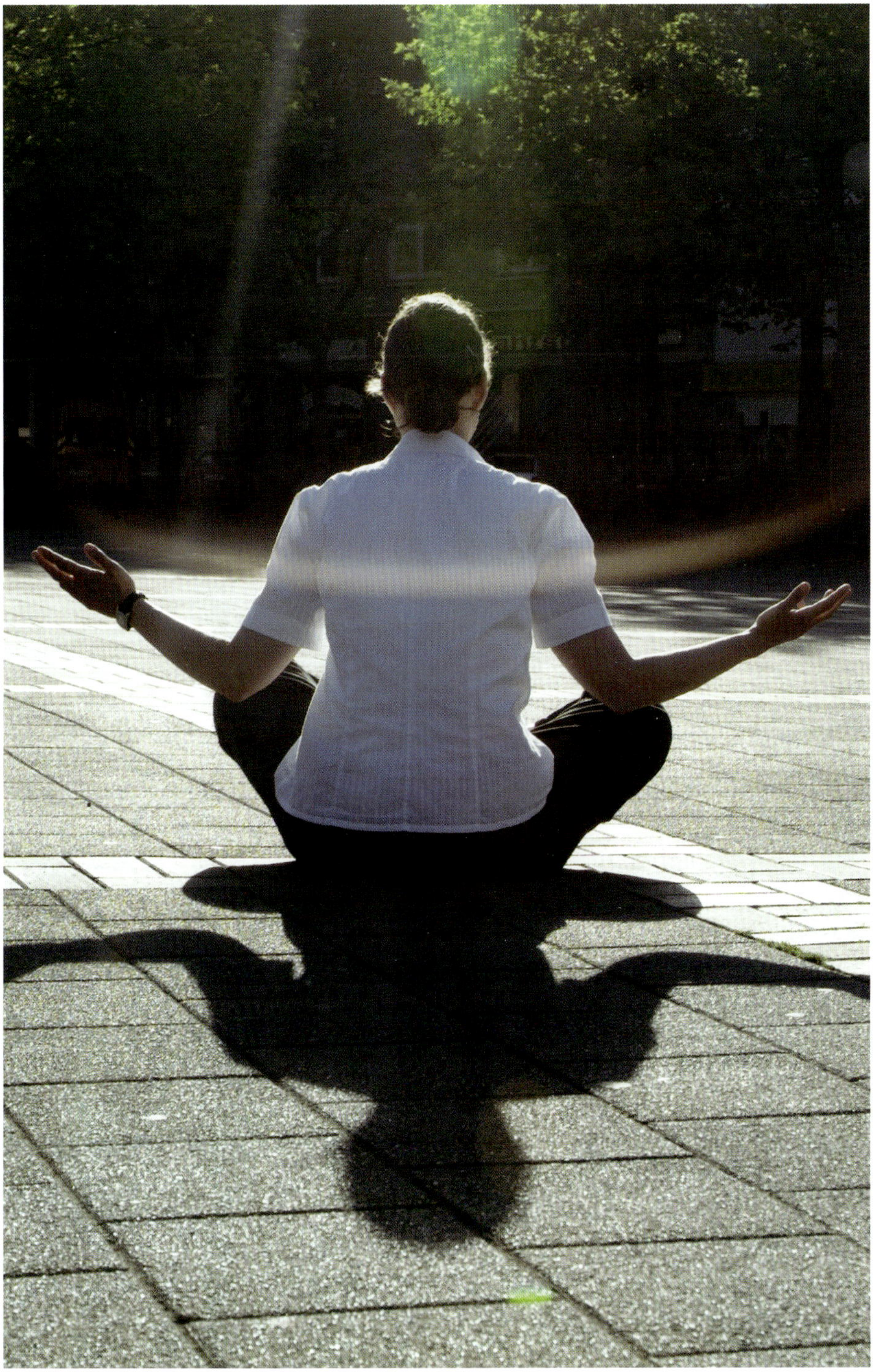

KAPITEL 3

SYMPTOME – WIE BEMERKE ICH EINE STÖRUNG

Erkrankungen des Gehirns und deren Symptome werden häufig nicht unmittelbar erkannt. So führen Patienten eine plötzliche Schwäche des Armes auf eine falsche Lage, eine Überbeanspruchung oder Ähnliches zurück und bis zur Arztkonsultation vergeht zu viel Zeit für die optimale Therapie und somit Genesung. Nachfolgend werden anhand von bestimmten Erkrankungen typische Symptome beschrieben. Insbesondere für die Beschwerden des Schlaganfalls ist dies wichtig, da nur das sofortige Erkennen und die sofortige Einlieferung in ein Krankenhaus die bestmögliche Therapie erlaubt.

SYMPTOME DES SCHLAGANFALLS

Charakteristische Beschwerden sind eine plötzlich eintretende Schwäche im Arm oder Bein, meist aus völliger Gesundheit heraus. Verbunden mit der Schwäche, oder auch als eigenständiges Symptom, kann die plötzliche Taubheit einer Körperhälfte oder einer Gesichtshälfte auftreten. Patienten können aber auch akute Probleme beim Sprechen aufweisen, wobei sie oft nicht mehr in der Lage sind, einfache Wörter richtig auszusprechen oder überhaupt einen Satz zu bilden. Auch plötzliche Probleme beim Verstehen von Gesprochenem oder eine akut auftretende Blindheit auf einem Auge sind mögliche Erstsymptome eines Schlaganfalles. Ein wichtiges Frühsymptom kann zudem Schwindel sein, wobei besonders wichtig anzumerken ist, dass ein Schwindel ohne andere Symptome nicht Teil eines Schlaganfalles ist. Allerdings kann Schwindel gemeinsam mit plötzlichen Gefühlsstörungen im Gesicht, plötzlichen Sprech- oder Schluckstörungen oder anderen neurologischen Symptomen ein typisches Zeichen eines Schlaganfalles sein.

Plötzlich auftretende rasende Kopfschmerzen können vor allem bei einer Hirnblutung das Erstsymptom darstellen. Bei Patienten mit einem Verschluss eines großen Hirngefäßes ist auch der plötzliche Bewusstseinsverlust (Ohnmacht) ein mögliches Erstsymptom. Insgesamt gibt eine Vielzahl unterschiedlicher Symptome Hinweise auf einen Schlaganfall.

Wichtig ist, dass solche Symptome aber auch nur vorübergehend auftreten können. Bestehen sie kürzer als 24 Stunden, spricht man von TIA (transitorische ischämische Attacke). Im Volksmund wird dies „Schlagerl" genannt. Diese kurz dauernde Schlaganfallsymptomatik muss ganz besonders ernst genommen und genauso intensiv in einem Akutkrankenhaus durchuntersucht und behandelt werden, da die TIA meist das Erstsymptom oder ein Frühzeichen für einen drohenden kompletten Schlaganfall darstellt. Patienten, die eine solche TIA nicht ernst nehmen, vergeben eine große Chance, eine bleibende Behinderung zu vermeiden.

Sprach- und Sprechstörungen:

Da Sprach – und Sprechstörungen ein häufiges neurologisches Symptom darstellen, wird auf dieses Symptom genauer eingegangen.

Arten von Aphasien:

- **Motorische Aphasie:** Bei dieser Aphasieform, welche auch Broca-Aphasie oder expressive Aphasie genannt wird, besteht ein erheblich verlangsamter Sprachfluss mit großer Sprachanstrengung und stark gestörtem Sprechrhythmus, phonematische Paraphasien (lautliche Veränderung eines Wortes durch Auslassung, Umstellung od. Hinzufügen einzelner Laute – z. B. Urine statt Ruine), Störungen der Grammatik bei zumeist weitgehend oder komplett erhaltenem Sprachverständnis. Bei diesen Patienten ist somit die Kommunikationsfähigkeit aufgrund der Sprachstörung sehr stark eingeschränkt.

- **Sensorische Aphasie:** Die sensorische Aphasie, welche auch Wernicke Aphasie, syntaktische Aphasie oder akustische Aphasie, genannt wird, ist durch eine erhebliche Störung des Sprachverständnisses gekennzeichnet; zusätzlich bestehen aber auch Wortneubildungen, eine häufig überschießende Sprachproduktion mit gut erhaltenem Sprachfluss bei gleichzeitiger phonematischer Paraphasie und semantischer Paraphasie (fehlerhaftes Auftreten eines Wortes, welches zum ursprünglichen Wort entweder eine bedeutungsmäßige Ähnlichkeit hat oder auch grob davon abweicht – z. B. Mutter statt Frau od. Bart statt Hemd). Dementsprechend ist die Kommunikationsfähigkeit auch für diese Patienten sehr stark eingeschränkt.

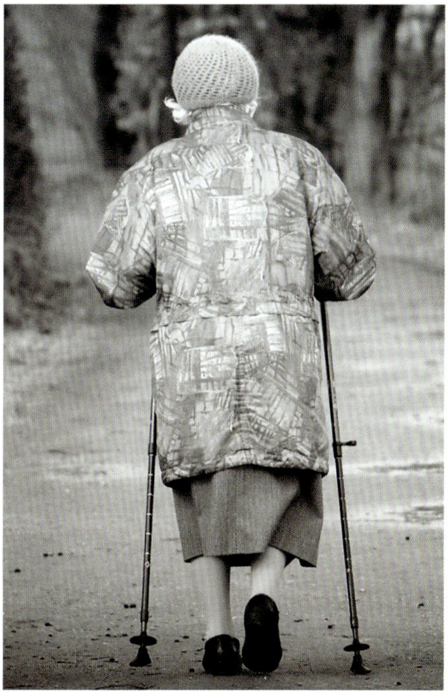

© Manfred Schimmel/pixelio.de

- **Amnestische Aphasie**: Bei der amnestischen Aphasie, welche auch als verbale Aphasie oder nominale oder semantische Aphasie bezeichnet wird, bestehen Wortfindungsstörungen bei gut erhaltenem Sprachfluss und überwiegend intaktem Satzbau. Es finden sich semantische Paraphasien mit nur geringer Abweichung vom Zielwort. Sprachverständnis ist erhalten und die Kommunikationsfähigkeit ist gut.

Andere Sprachstörungen:
Zusätzlich bestehen aber auch noch andere Sonderformen von Aphasien, wie die Leitungsaphasie (Störung beim Nachsprechen), die transkortikal motorische Aphasie (promptes Nachsprechen bei reduzierter Spontansprache), transkortikal sensorische Aphasie (ausgeprägte Sprachverständnisstörung bei automatisierten Wiederholungen von Äußerungen des Gesprächspartners).
In der amerikanischen Literatur wird die Einteilung der Aphasien nach der Sprachproduktion in „fluent and non fluent aphasia" eingeteilt. Diese Einteilung ist zwar weniger spezifisch, erlaubt aber eine gute alltagsorientierte Graduierung der Aphasie.

Sprechstörungen:

Sprechstörungen – Dysarthrien:
Dies sind Störungen der motorischen Sprachsteuerung, welche sich durch Sprechverlangsamung, undeutliche Artikulation, verwaschene Sprache und vermehrter Sprechanstrengung kennzeichnen. Prinzipiell sind bei Dysarthrien die Spontansprache und das Sprachverständnis komplett erhalten, wobei jedoch in schweren Fällen von Dysarthrien auch die Kommunikation massiv eingeschränkt sein kann und gelegentlich Verwechslungen mit einer motorischen Aphasie vorkommen. Weiters ist die Dysarthrie häufig mit einer Schluckstörung, Dysphagie verbunden und bedarf – alleine schon deswegen – einer intensiven logopädischen Betreuung.

Sprechstörungen – Sprechapraxien:
Ähnlich wie eine Apraxie im Bereich der Extremitäten kann es auch zu einer ideomotorischen Apraxie im Bereich der Gesichtsmuskulatur kommen. Dementsprechend bestehen eine deutlich verstellte Sprechweise, eine mühevolle artikulatorische Suchbewegung und phonematische Fehler beim Sprechen, aber keine phonematischen Verwechslungen beim Schreiben.

SYMPTOME DER PARKINSONKRANKHEIT

Der Morbus Parkinson ist durch eine Reihe verschiedener Symptome gekennzeichnet. Neben den Kardinalsymptomen Hypokinese (Minderung des Bewegungsablaufes), Rigor (Muskeltonuserhöhung), Tremor (unwillkürliche rhythmische Bewegung) und posturale Instabilität (instabile Haltung) bestehen eine Vielzahl anderer Beschwerden unterschiedlichster Organsysteme.

Hypokinese:
Eines der Hauptkennzeichen des Morbus Parkinson ist die verzögerte, verlangsamte und verarmte Durchführung von Bewegungen. Einfache Zielbewegungen fallen zu kurz aus und das Ziel wird folglich verfehlt. Dies äußert sich dann in zusätzlichen kleinen Zusatzbewegungen. Weiters zeigt sich, dass

gleichzeitig durchzuführende Bewegungen nur sehr erschwert und verlangsamt durchgeführt werden können. Daher können komplexe Bewegungen nur dann bewältigt werden, wenn sie nacheinander und nicht gleichzeitig ausgeführt werden.

Als eine Sonderform der Hypokinese ist die Hypomimie (verminderte oder fehlende Ausdrucksfähigkeit der Gesichtszüge) zu verstehen. Diese äußert sich durch eine Verminderung und Verarmung der mimischen Ausdrucksbewegungen, eine Starre der Gesichtsmuskulatur mit einem verminderten Lidschlag und einem dauerhaft leicht geöffneten Mund. In fortgeschrittenen Fällen führt dies zu einer maskenhaften Starre.

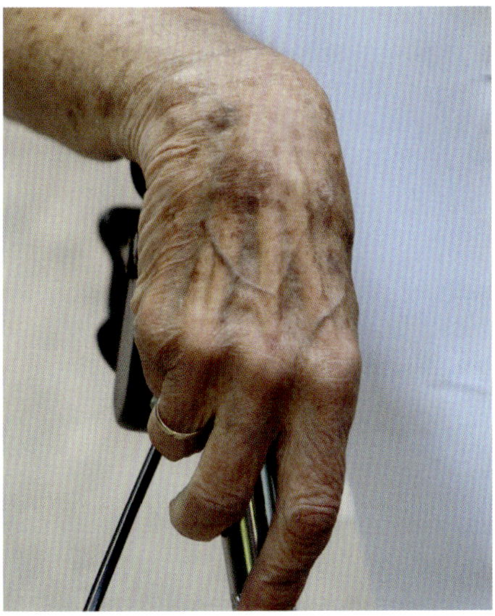

Rigor:

Unter Rigor versteht man eine Zunahme des Muskeltonus. Der Rigor äußert sich in einer vermehrten Muskelsteifigkeit in Form einer „wächsernen Starre". Die Steigerung des Muskeltonus betrifft alle quergestreiften Muskel. Dadurch werden neben einer verschlechterten Beweglichkeit im Bereich der Extremitäten auch eine Vielzahl anderer Symptome erklärt: Nackenrigor bewirkt eine Vorbeugung der Halswirbelsäule, der erhöhte Muskeltonus der Zwischenrippenmuskeln führt zu einem verminderten Atemzugsvolumen, die Tonuserhöhung der Rachenmuskeln bewirkt eine Belüftungsstörung der Lunge, die Tonuserhöhung der Schlundmuskeln führt zu Schluckstörungen und vieles mehr. Bei der ärztlichen Untersuchung zeigt sich der Rigor als Zahnradphänomen.

Tremor:

Beim Tremor können unterschiedliche Formen auftreten. Einerseits ein sogenannter Ruhetremor, welcher sich bei muskulärer Entspannung – also in Ruhe - zeigt und sich in den Frühphasen der Erkrankung noch durch aktive Bewegungen unterdrücken lässt. In weiterer Folge besteht der Tremor jedoch auch bei Willkürbewegungen, so dass dann ein Halte- und Aktionstremor auftritt. Neben den Extremitäten kann auch der Kopf betroffen sein. Häufig wird das Zittern durch Angst oder psychische Anspannung verstärkt.

Haltungsinstabilität:

Störungen des Rumpfes mit entsprechenden Auswirkungen beim Stehen und Gehen gehören ebenfalls zu den Kardinalsymptomen des Morbus Parkinson. Die verminderte Stabilität beim Aufrechthalten der Körpers entsteht durch gestörte Stellreflexe. Unsichere Wendebewegungen, zunehmendes Trippeln beim Umdrehen und vermehrte Stürze sind typische Folgen. Weiters entstehen zunehmende Schwierigkeiten beim Aufstehen und Umdrehen im Bett.

Sprech- und Schluckstörungen:

Bei Patienten mit Morbus Parkinson können die Aussprache (Artikulation), die Stimmgebung, die Sprachmelodie und die Lautstärke betroffen sein. Häufig sind die Sprechstörungen bereits sehr frühzeitig vorhanden und sind mitunter das erste Symptom der Erkrankung. Zusätzlich kann es auch durch einen Tremor der Gesichtsmuskeln und des Gaumensegels sowie der Atemmuskeln zu einer zittrigen Stimme kommen. Durch all diese Störungen wird die Sprache des Patienten häufig heiser, leise, zunehmend unverständlich und führt so nicht selten zu einer zunehmenden sozialen Isolation. Neben diesen Sprechstörungen treten auch Schwierigkeiten beim Schlucken von festen Speisen mit zunehmender Erkrankungsdauer auf. In fortgeschrittenen Stadien kann dies zu erheblichen Behinderungen der Nahrungsaufnahme führen und erfordert in fortgeschrittenen Fällen nicht selten eine Sondenernährung.

Seborrhoe (Salbengesicht):

Eine gesteigerte Talgabsonderung der Gesichtshaut äußert sich durch ein „Salbengesicht". Verbunden damit sind oft eine leichte Akne und eine vermehrte Schuppenbildung.

Orthostatische Hypotonie (lageabhängiger Blutdruckabfall):

Bei Lagewechsel kommt es zu einem verstärkten Blutdruckabfall, welcher sich in Schwindel, einem unsicheren Gefühl und auch in Stürzen äußern kann. Eine Verstärkung der orthostatischen Hypotonie bei bestimmten Parkinson-Medikamenten, L-Dopa, ist möglich.

Schlafstörungen:

Die Häufigkeit der Schlafstörungen, meist Durchschlafstörungen, liegt bei 80% und erfordert häufig eine langfristige, zusätzliche Medikamenteneinnahme. Die Störungen des REM-Schlafes können anderen Parkinson-Symptomen vorausgehen.

Hypersalivation (gesteigerter Speichelfluss):

Durch verminderte reflektorische Schluckbewegungen und durch einen fast ständig geöffnet gehaltenen Mund kommt es zu einem vermehrten Abfließen des Speichels aus dem Mund.

Atemstörungen:

Bedingt durch den Rigor der Atemhilfsmuskeln und auch durch eine Störung der Steuerung der Atemzentren im Gehirn, kommt es bei einem Drittel der Patienten zu einer gesteigerten Atemfrequenz mit vermindertem Atemminutenvolumen und zu einer verschlechterten Sauerstoffsättigung des Blutes.

Obstipation (Darmträgheit):

Die sehr häufige Darmträgheit ist neben der krankheitsbedingten verminderten Darmbeweglichkeit auch durch Flüssigkeits- und Bewegungsmangel sowie als Medikamentennebenwirkung möglich.

Miktionsstörungen (Blasenstörungen):

Blasenstörungen mit einem vermehrten Harndrang und einer Harninkontinenz sind vor allem in fortgeschrittenen Erkrankungsstadien häufig.

Potenzstörungen:

Neben einer Verminderung der Libido (sexuelles Verlangen) kann es auch bei etwa der Hälfte der Patienten zu Potenzstörungen kommen.

Depressive Verstimmung:

Eine Begleitdepression kann in bis zu 40% aller an Parkinson Erkrankten auftreten und bedarf immer einer unterstützenden Therapie.

Bradyphrenie:

Unter Bradyphrenie wird ein verlangsamtes Denken beschrieben, dies ist aber nicht mit einer Demenz zu verwechseln. Auch Sinnestäuschungen, sowohl akustische als auch visuelle Halluzinationen, können in allen Stadien der Erkrankung auftreten.

ALLGEMEINE SYMPTOME

Es gibt oft sehr unspezifische Symptome, welche bei neurologischen Erkrankungen auftreten. Ein besonders häufiges ist die Tagesmüdigkeit. Dies ist oft schwierig zu diagnostizieren und Patienten müssen oft von verschiedenen Fachärzten untersucht werden, bis eine Diagnose gestellt werden kann.

Tagesmüdigkeit:

Die Tagesmüdigkeit kann durch verschiedene medizinische Erkrankungen verursacht werden, und wird bei unterschiedlichen neurologischen Erkrankungen angetroffen, teilweise sogar als führendes Symptom.

So ist die Tagesmüdigkeit das häufigste Symptom bei der Multiplen Sklerose. Zwei Drittel aller MS-Patienten geben an unter Tagesmüdigkeit zu leiden. Extrem selten ist es ein eigenständiges Symptom im Rahmen eines Schubes, allermeist ist es in Verbindung mit anderen Krankheitssymptomen und im Laufe der Erkrankung auftretend.

Als führendes Symptom kann die Tagesmüdigkeit auch bei Depressionen vorkommen. Abgeschlagenheit, Erschöpfung, Antriebsstörung, Interessenslosigkeit und zahlreiche andere Symptome sind oft typische Hinweise für eine Depression.

Die Tagesmüdigkeit kann aber auch in Folge von Schlafstörungen auftreten. Diese kann ebenfalls zahlreiche medizinische Ursachen haben, wie internistische Erkrankungen, Stoffwechselerkrankungen, neurologische und psychiatrische sowie HNO-ärztliche Erkrankungen.

KAPITEL 4

RISIKOFAKTOREN

- **Bluthochdruck**
- **Übergewicht**
- **Erhöhter Cholesterinspiegel**
- **Diabetes mellitus**

BLUTHOCHDRUCK

Der nicht behandelte bzw. unerkannte Bluthochdruck stellt einen der wesentlichsten Risikofaktoren für zahlreiche Erkrankungen wie Schlaganfall, Herzinfarkt und andere dar. Studien haben gezeigt, dass das Vorhandensein eines Bluthochdruckes das Risiko für einen Schlaganfall um das 10-Fache erhöht. Die besondere Gefahr liegt in der oft jahrelang nicht bemerkten Blutdruckerhöhung. Insbesondere bei grenzwertig erhöhtem Blutdruck, welcher sich aber auf Dauer genauso gefährlich für die Gefäße auswirkt, wird häufig die Symptomatik nicht erkannt. Nur regelmäßige Vorsorgeuntersuchungen und Blutdruckmessungen sind in der Lage dies zu diagnostizieren. Es liegt somit in der Eigenverantwortung jedes Einzelnen mögliche „stille" Risikofaktoren durch Vorsorgemaßnahmen zu entdecken.

Der ideale Blutdruckwert wurde in den letzten Jahren mehrfach verändert. Entsprechend den derzeit gültigen Richtlinien der WHO – Weltgesundheitsorganisation – sollte der Wert 120/80 mmHg betragen. Jedenfalls sind Blutdruckwerte unter 140/80 mmHg anzuraten. Die in früheren Jahren bestehende Formel „Lebensalter plus 100" als Grenzwert gilt mit Sicherheit nicht mehr. Bezüglich der korrekten Messung des Blutdruckwertes sind Oberarmgeräte wesentlich zuverlässiger als Geräte die in Handgelenkshöhe messen, wenn diese auch etwas praktischer sein mögen. Wichtig ist beim selbstständigen Blutdruckmessen das Gerät überprüfen zu lassen. Ideal ist etwa 1x halbjährlich das Blutdruckgerät unmittelbar vor oder nach einer Messung mit einem geeichten Gerät, z.B. in Apotheken, zu überprüfen.

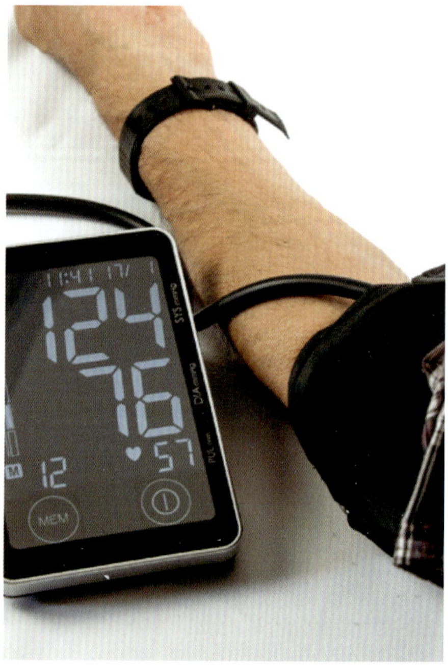

Es ist generell vom Bluthochdruck zu sprechen, wenn einer der beiden Werte über 140/80 mmHg liegt.

Der Bluthochdruck wird in mehrere Stadien eingeteilt. Vom Stadium 1 spricht man, wenn der systolische, der erste Wert, ständig zwischen 140 und 179 und der diastolische, der zweite Wert, zwischen 90 und 109 mmHg liegt.
Bei Stadium 2 liegt der Blutdruckwert über 180/100 mmHg vor.

Bei grenzwertigen bzw. noch nicht langdauerndem Bluthochdruck ist sehr viel mit entsprechendem Lebensstil zu erreichen. Dies ist mit einer Reduktion des Körpergewichtes, körperlichen Ausdauertrainings (zumindest 3 x/Woche über 40-45 Minuten), salzarmer Kost und bestmöglichem Umgang mit belastenden Stresssituationen zu erreichen. Häufig sind gezielte Maßnahmen zur Stressreduktion eine wesentliche nicht medikamentöse Hilfe zur Reduzierung des Bluthochdruckes. Insbesondere Biofeedback ist eine wissenschaftlich nachgewiesene, medikamentenfreie, komplementärmedizinische Methode, welche bei regelmäßiger Anwendung zu einer nachhaltigen Reduzierung des Bluthochdruckes führen kann.

Biofeedback ist ausführlich in Kapitel 2 beschrieben.

Aber auch alle anderen Entspannungsmethoden wie Meditation, Yoga, autogenes Training, progressive Muskelentspannung nach Jacobson und andere dienen hervorragend zur Entspannung und somit zur Weitstellung der Gefäße und zu einer bestmöglichen Normalisierung des Blutdruckes.

Bei chronischem oder deutlich erhöhtem Bluthochdruck sind diese Methoden genauso sinnvoll, aber alleine meist nicht in der Lage ausreichend die Blutdrucknormalisierung zu bewirken und es ist dann unter fachärztlicher Betreuung eine entsprechende medikamentöse Therapie unumgänglich. Die oftmalige Angst vor Medikamenten ist gerade bei der Blutdrucktherapie bei weitem nicht richtig, da im Gegenteil eine Reduzierung des Blutdruckes eine viel größere gesundheitsfördernde Maßnahme ist als allfällige Nebenwirkungen durch Medikamente.

Die Bluthochdruck-Krankheit bleibt nur so lange ein Risikofaktor, solange die Blutdruckwerte erhöht sind. Sobald diese, durch welche Maßnahmen auch immer, normalisiert werden konnten, kann der Risikofaktor wieder reduziert werden.

ÜBERGEWICHT

Zunächst ist es wesentlich festzustellen ob ein Übergewicht bzw. eine Fettleibigkeit vorliegt. Dafür gibt es seit langer Zeit den Body-Mass-Index – BMI. Die einfache Formel von Körpergewicht in Kilogramm durch Körpergröße/m^2 (BMI =) $\frac{\text{Körpergewicht (kg)}}{\text{Körpergröße (m2)}}$ dann den BMI- Wert. Zahlreiche BMI-Rechenprograme liegen sowohl im Internet vor als auch in Apotheken und anderen Gesundheitsbetrieben. Der Normbereich liegt zwischen 20-25. Übergewicht beginnt bei einem Wert von über 25; bei Werten über 30 spricht man von einem krankhaften Übergewicht, also der Fettsucht. Nachteil des Body-Mass-Index ist, dass nicht zwischen Fett- und Muskelmasse unterschieden wird. So könnte ein gut trainierter Sportler im Übergewichtsbereich landen. Hier ist dann die Messung des Körperfettanteiles hilfreich. Teilweise kann dies für den Privatgebrauch durch Körperfettwagen mit mehr oder weniger Genauigkeit durchgeführt werden. Genauere Methoden für Ärzte oder Ernährungsberater sind die Messung der Dicke der Fettfalten mit der Kneifzange über die Caliper-Methode oder die Impedanzmessung mittels eines schwachen Stromes, welche den Widerstand des Gewebes erfasst und so Rücklieferung über den Wassergehalt des Körpers und den Fettanteilen machen kann.

Eine andere einfache, zuverlässige und aussagekräftige Methode ist die Messung des Bauchumfanges. Das Innere des Bauchfettes ist besonders stoffwechselaktiv und trägt den Hauptschuldanteil an Krankheiten wie Diabetes, Bluthochdruck oder Stoffwechselstörungen. Für Männer beginnt ein erhöhtes Risiko ab einem Umfang von 94 cm. Ab 102 cm spricht man von einer deutlichen Erhöhung. Bei Frauen beginnt ein erhöhtes Risiko ab 80 cm und ein deutlich erhöhtes Risiko ab einem Bauchumfang von 88 cm. Die Messung sollte immer in Höhe des Bauchnabels und üblicherweise vor dem Frühstück bei leichtem Ausatmen erfolgen.

Weltweit sind bereits 1 Milliarde Menschen von Übergewicht betroffen. In Österreich wird die Zahl mit ca. 600.000 übergewichtigen Personen angegeben. Besonders dramatisch ist die zunehmende Übergewichtigkeit bei Jugendlichen. So sind bereits 24% der 7 bis 14jährigen übergewichtig. Im Alter zwischen 18 und 64 Jahren beträgt der Anteil der Übergewichtigen bereits 40%. Im Alter nimmt üblicherweise die Häufigkeit von Übergewicht wieder ab.

BMI-Tabelle:

Gewichtseinteilung	BMI
Untergewicht	**<20**
Normalgewicht	**20-25**
Übergewicht	**25-30**
Adipositas I	**30-35**
Adipositas II	**35-40**
Adipositas III	**>40**

Die Hauptursache des Übergewichtes besteht in einer vermehrten Energiezufuhr, welche nicht in Relation zum Körperverbrauch steht. Dies wird als positive Energie bezeichnet.
Fehlerhafte Ernährungsgewohnheiten, wie große Portionen, zu zucker- und fettreich, bestimmte hormonelle Ursachen (Wechseljahre, Schwangerschaft), Stoffwechselerkrankungen (Schilddrüsenunterfunktion oder Diabetes), genetische Faktoren, Bewegungsmangel und Einnahme bestimmter Medikamente (Antibabypille, Cortison oder bestimmte Antidepressiva) sind Ursachen für die Entwicklung von Übergewicht.

Folgeerkrankungen von Übergewicht:

- **Herz-/Kreislauferkrankung**
- **Bluthochdruck**
- **Diabetes**
- **Fettstoffwechselstörungen**
  - erhöhtes Cholesterin, erhöhte Triglyzeride
- **Tumorerkrankungen**
- **Orthopädische Probleme**
  - wie übermäßige Gelenksabnützung, Wirbelsäulenschmerzen, Bandscheibenschäden
- **Fettlebererkrankungen**
- **Gallensteine**
- **andere**

In der Prävention ist die Kombination von ausreichend Bewegung, reichlich Obst, Gemüse und Vollkornprodukte, ein moderater Fettkonsum sowie eine ausreichende Flüssigkeitszufuhr von zumindest 2 bis 2,5 Liter Wasser, Mineralwasser oder ungesüßte Früchte- und Kräutertees die wesentlichsten Maßnahmen.

CHOLESTERINSPIEGEL

Neben dem Bluthochdruck ist vor allem der erhöhte Cholesterinspiegel ein gefährlicher und ohne Vorsorgediagnostik nicht zu erfassender Risikofaktor. Das Cholesterin ist einerseits ein wichtiger Bestandteil für die Bildung zahlreicher Hormone und für die Bildung von Vitaminen, Zellenmembranen, Gallensäuresalzen und andere Körperstrukturen. Nicht das Cholesterin ist der Gesundheitsrisikofaktor, sondern das überschüssige Vorkommen und insbesondere der Anteil des Cholesterins mit niedriger Dichte, LDL-Cholesterin.

Entsprechend den zahlreichen wissenschaftlichen Studien ist festzuhalten, dass ein Cholesterinspiegel von über 200 mg/dl krankhaft ist und daher auch als Hypercholesterinämie bezeichnet wird.

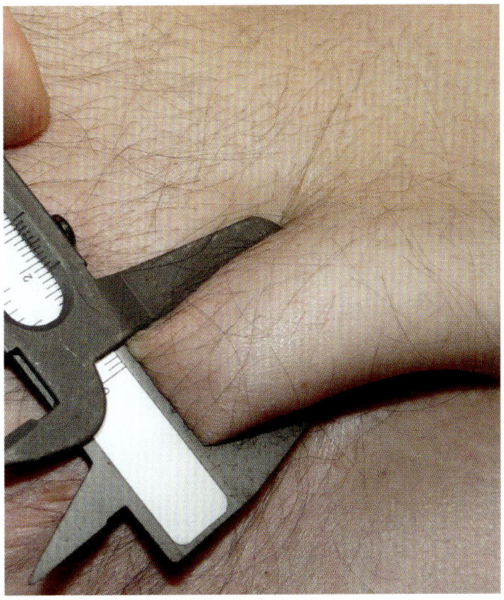
© Dieter Schütz/pixelio.de

Ein mäßig erhöhter Cholesterinspiegel ist bei Werten von 200 bis 240 mg/dl gegeben. Bei einem mäßig erhöhten Cholesterinspiegel ist durch ausreichend körperliche Bewegung und Nahrungsumstellung ein ausreichender Therapieerfolg zu erzielen. Bei stark erhöhtem Cholesterinspiegel, über 240 mg/dl und bei krankhaften Verhältnis zwischen dem guten (HDL-Cholesterin mit hoher Dichte) und schlechten (LDL-Cholesterin mit niedriger Dichte) Cholesterin ist neben den Ernährungsveränderungen und der vermehrten körperlichen Bewegung meist auch eine medikamentöse Therapie zur Senkung des Cholesterinspiegels erforderlich.

Bei einigen Menschen kann die Hypercholesterinämie unabhängig von Ernährungs- und Lebensstil auftreten und wird im Sinne einer Erbkrankheit übertragen. Neben diesen Ursachen kann ein erhöhter Cholesterinspiegel auch bei Erkrankungen der Schilddrüse oder Leber- und Nierenstoffwechselstörungen auftreten.

Bei einem erhöhten Cholesterinspiegel kommt es zu einer vermehrten Anlagerung an den Wänden der blutzuführenden Gefäßen, also der Arterien. Diese Gefäßwände führen dann zu einer übermäßigen Verhärtung und Verdickung mit langsamer Einengung der Gefäße durch Ausbildung von typischen cholesterin- und kalkhaltigen Verkrustungen. Dies wird als Arteriosklerose bezeichnet. Diese Krankheit verläuft über Jahre hinweg unbemerkt ohne jegliche Symptome und kann in dieser langen Periode nur durch Bluttests entdeckt werden. Erst wenn die Arteriosklerose viele Jahre oder Jahrzehnte bestanden hat, kommt es dann zu den typischen Symptomen. Diese sind abhängig von der Lokalisation der Arteriosklerose. Ist dies beispielhaft an den Beingefäßen kommt es zur Schaufensterkrankheit, bei Ablagerung im Bereich der Herzgefäße zu Herzinfarkt oder Angina pectoris oder bei Ablagerung im Bereich der hirnzuführenden Gefäße zu einem Schlaganfall.

Diese Zusammenhänge sind wissenschaftlich eindeutig bewiesen und sind auch abhängig von der Höhe des Cholesterinspiegels. So konnte nachgewiesen werden, dass ein Cholesterinwert von 300 mg/dl oder mehr zu einem viermal erhöhten Herzinfarktrisiko führt wie ein normwertiger Cholesterinspiegel (200 mg/dl oder niedriger).

Darüber hinaus konnte auch festgestellt werden, dass Patienten, welche bereits einmal einen Herzinfarkt oder Schlaganfall hatten, die Senkung des Cholesterinspiegels noch weiter als die angegebenen niedrigen Normwerte zu einer weiteren Verbesserung führen. Daher ist die Behandlung des Cholesterinspiegels unbedingt mit entsprechender ärztlicher Unterstützung durchzuführen und bedarf intensiver Betreuung. Keinesfalls darf ein grenzwertig oder gering erhöhter Cholesterinspiegel bagatellisiert werden. Wann immer dann die Schädigung in Form von Arteriosklerose auftritt, ist es mit Sicherheit bereits therapeutisch eigentlich zu spät.

Die gute Nachricht ist, dass die Reduktion eines erhöhten Cholesterinspiegels sehr wohl hilfreich ist. Studien konnten zeigen, dass die Senkung des Cholesterinspiegels um 1% das Risiko für Herz- und Hirngefäßerkrankungen um zumindest 2% vermindert.

Nicht zu vergessen ist die Tatsache, dass ein erhöhter Cholesterinspiegel meist mit anderen Risikofaktoren verbunden ist und sich dann die gefäßschädigende Wirkung nicht addiert sondern potenziert.

DIABETES MELLITUS

Die Blutzuckererkrankung, Diabetes mellitus, gehört zu den häufigsten chronischen Erkrankungen weltweit, insbesondere in Nordamerika und Mitteleuropa. Durch die Ernährungsumstellung und die zunehmende Fastfood-Ernährung ist auch in zahlreichen anderen Ländern, wie z.B. im arabischem Raum, ein drastischer Anstieg von Diabetesfällen zu verzeichnen. Die Zuckerkrankheit wird durch den erhöhten Blutzuckerspiegel bei einem Bluttest festgestellt. Im Rahmen der Vorsorgeuntersuchung wird der Nüchternblutzucker bestimmt. Bei grenzwertigen Nüchternblutzuckerwerten ist die weitere Diagnostik mit Feststellung des Langzeit-Blutzuckerwertes oder eines Blutzuckertagesprofils notwendig.

Der Blutzuckerlangzeitwert – HbA1c – misst den Zuckergehalt, welcher an den roten Blutzellen, Erythrozyten, gebunden ist. Da die Erythrozyten durchschnittlich drei Monate im Blut verbleiben, gibt der HbA1C-Wert eine Auskunft über den durchschnittlichen Zuckergehalt der letzten drei Monate. Der HbA1c-Wert ist auch der wichtigste Parameter für die weitere langfristige Blutzuckereinstellung.

Bei grenzwertigem oder fraglichem Befund kann in der Frühphase ein Blutzuckertagesprofil notwendig sein, welches sowohl den Blutzucker nüchtern, als auch nach und zwischen den Mahlzeiten erfasst und so den Zuckerverlauf untertags gut widerspiegelt. Gelegentlich ist nach wie vor ein Zucker-Belastungstest notwendig. Hier wird eine definierte Menge kohlehydrathaltige Flüssigkeit getrunken und anschließend wird in bestimmten Zeitabständen das Verhalten der Zuckerverarbeitung gemessen.

© Henrik Gerold Vogel/pixelio.de

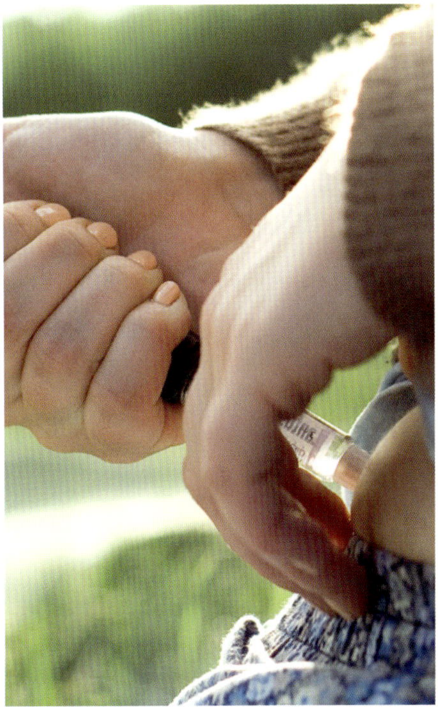

Die Blutzuckerkrankheit ist gerade für einen Schlaganfall, aber auch für andere Durchblutungsstörungen des Gehirns, so wie auch der Herzgefäße und der Arterien im Körper einer der wesentlichsten Risikofaktoren, wobei auch hier gerade die leichte Blutzuckererhöhung oft sehr lange besteht bis erstmals Symptome wie Müdigkeit, Abgeschlagenheit, vermehrtes Durstgefühl etc. auftreten, die dann die Diagnose des Diabetes mellitus ergeben. Daher sind auch zur Früherkennung des Diabetes mellitus unbedingt die regelmäßigen Laborkontrollen durchzuführen.

Wie bereits erwähnt, ist die Kombination mehrerer Risikofaktoren besonders gefährlich und bedarf eines besonders engmaschigen Kontrollschemas.

Ähnlich wie beim Cholesterinspiegel ist eine gesunde, fettarme, kohlenhydratausgewogene Ernährung besonders wichtig. Besonders gefährlich sind Limonaden und Fertiggerichte, welche einen ganz hohen Anteil an kurzkettigen Kohlenhydraten enthalten und so einen enormen Risikofaktor für die Zuckerkrankheit darstellen. Generell ist Übergewicht und Bewegungsmangel ein weiterer Grund, dass die angebotenen Kohlenhydrate nicht verarbeitet werden und schließlich der Zuckerspiegel dann erhöht ist.

Beim Auftreten erhöhter Blutzuckerwerte ist eine regelmäßige diätologische Betreuung und langfristige Ernährungsumstellung unerlässlich. In der rein präventiven Medizin sind die Kriterien der gesunden Ernährung einzuhalten (siehe Kapitel 8).

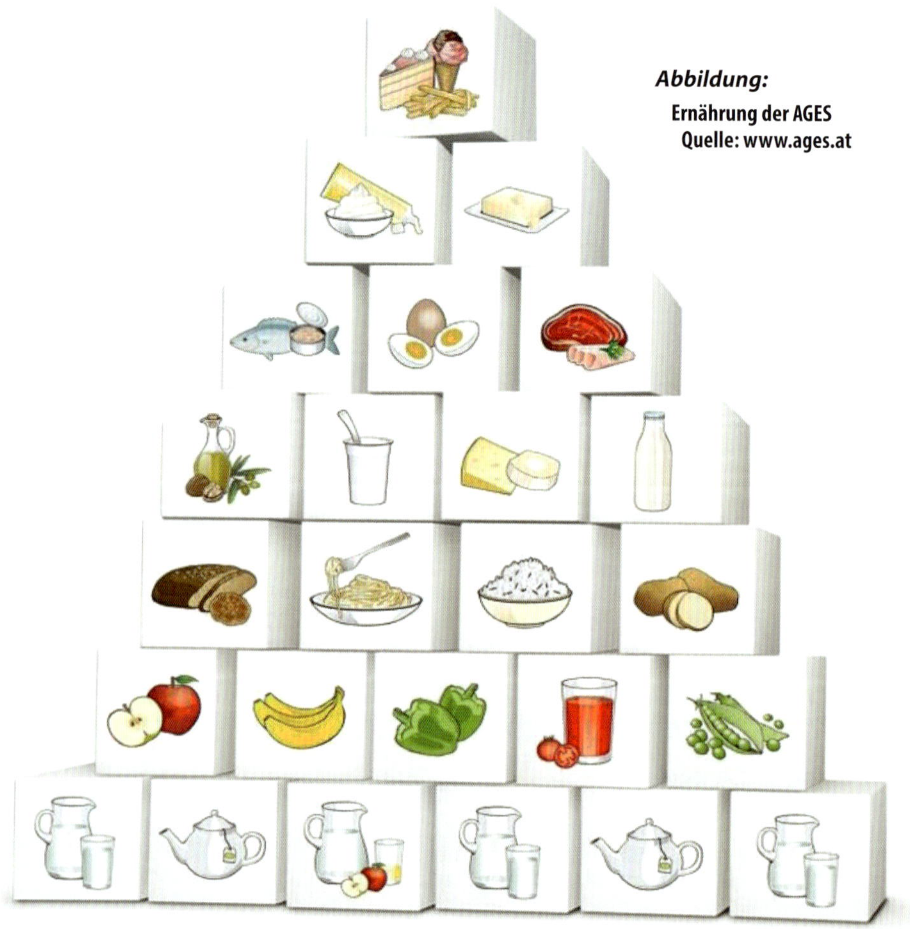

Abbildung:
Ernährung der AGES
Quelle: www.ages.at

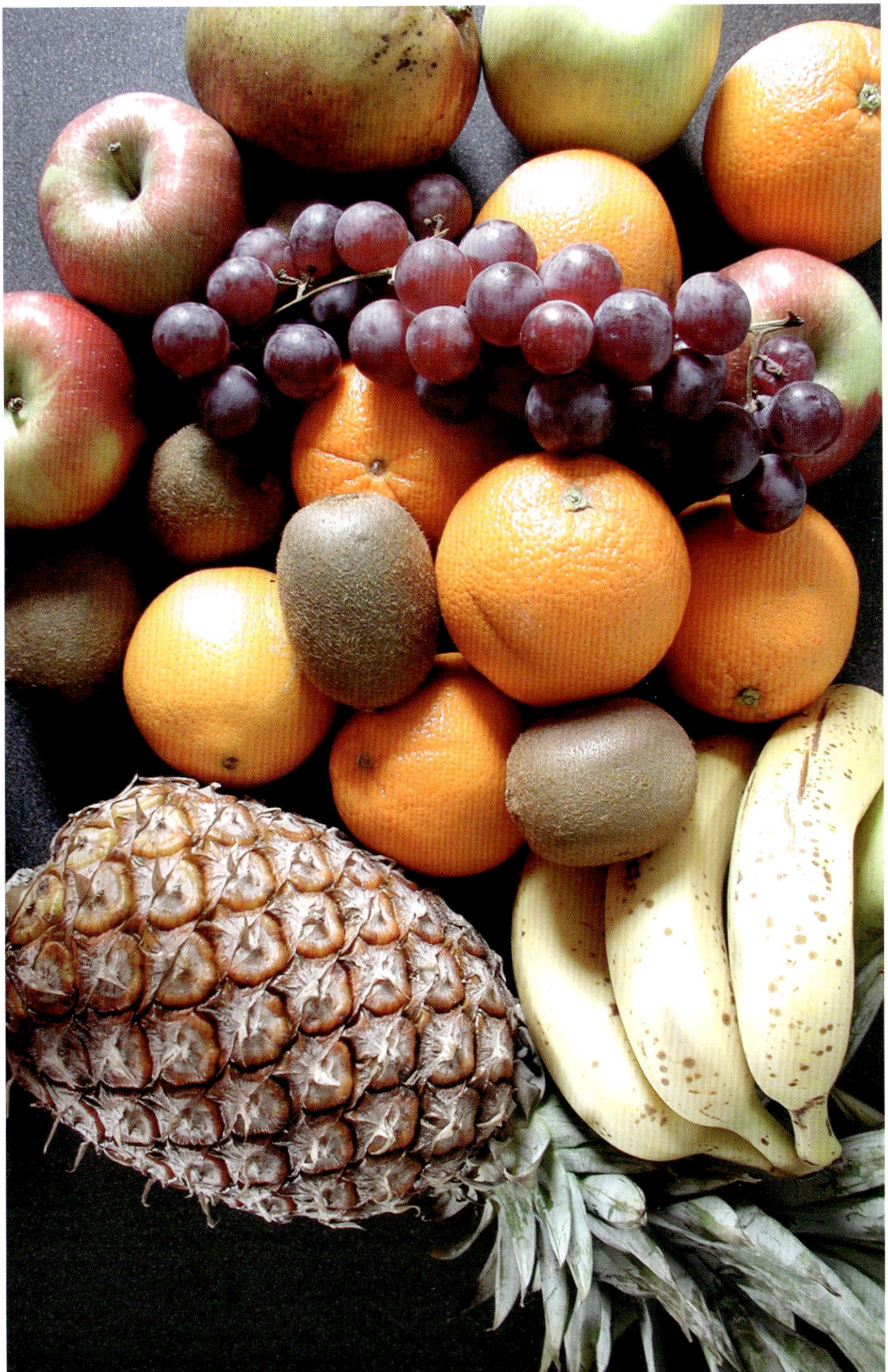

KAPITEL 5

DEPRESSION

Eine depressive Störung ist nicht nur für den Betroffenen belastend, sondern auch für sein unmittelbares und mittelbares soziales Umfeld. Nicht selten werden auch Partnerschaften durch das Auftreten einer Depression stark beeinflusst. Eine dementsprechende Aufklärung und professionelle Unterstützung der Betroffenen und Angehörigen ist hilfreich und notwendig. Dies kann einerseits über Selbsthilfegruppen, andererseits aber auch durch ärztliche und/ oder psychotherapeutische Gespräche erfolgen.

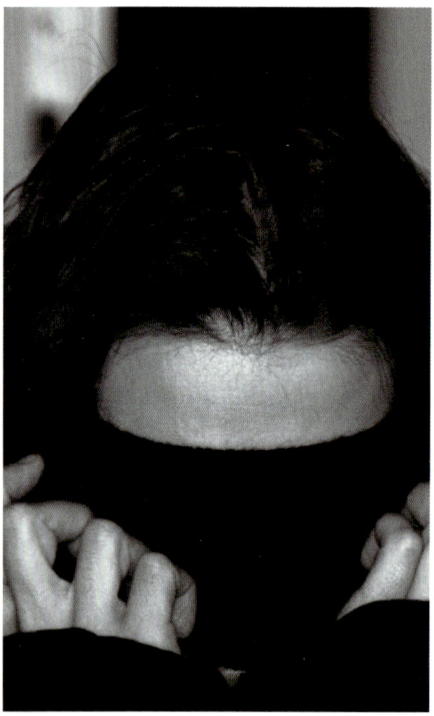

© sokaeiko/pixelio.de

Depressionen treten im Laufe des Lebens durch stetige Abnahme der positiven Botenstoffe im Gehirn, durch besondere Lebensereignisse, Krankheiten und die zunehmende Vereinsamung gehäuft auf. Eine entsprechend richtige Behandlung ist für die Patienten von allergrößter Bedeutung. Doch gerade bei älteren Menschen besteht ein gewisses Schamgefühl über Depressionen zu sprechen bzw. wird Depression mit Schwäche oder Versagen gleichgesetzt.

Aktuellen Daten zufolge leiden derzeit 38,2 % der Gesamtbevölkerung in Europa unter psychischen Erkrankungen, Tendenz steigend. Innerhalb dieser sind Depressionen mit 7,2 % die häufigste psychiatrische Erkrankung. Auch in Bezug auf Frühberentungen ist die Depression die häufigste Erkrankung. Die jährlichen Gesamtkosten in Österreich für psychische Erkrankungen betragen 7,2 Mio Euro.

Depression ist somit eine häufige Erkrankung. Für die Genesung ist wesentlich, dass die Krankheit unbedingt diagnostiziert gehört und möglichst rasch von einem Facharzt für Neurologie und/ oder Psychiatrie abgeklärt werden sollte. Eine positive Behandlung der Betroffenen selbst, aber auch des sozialen Umfeldes bedarf eines konkreten und vielfältigen Konzeptes und gehört in intensive ärztliche und psychotherapeutische Betreuung.

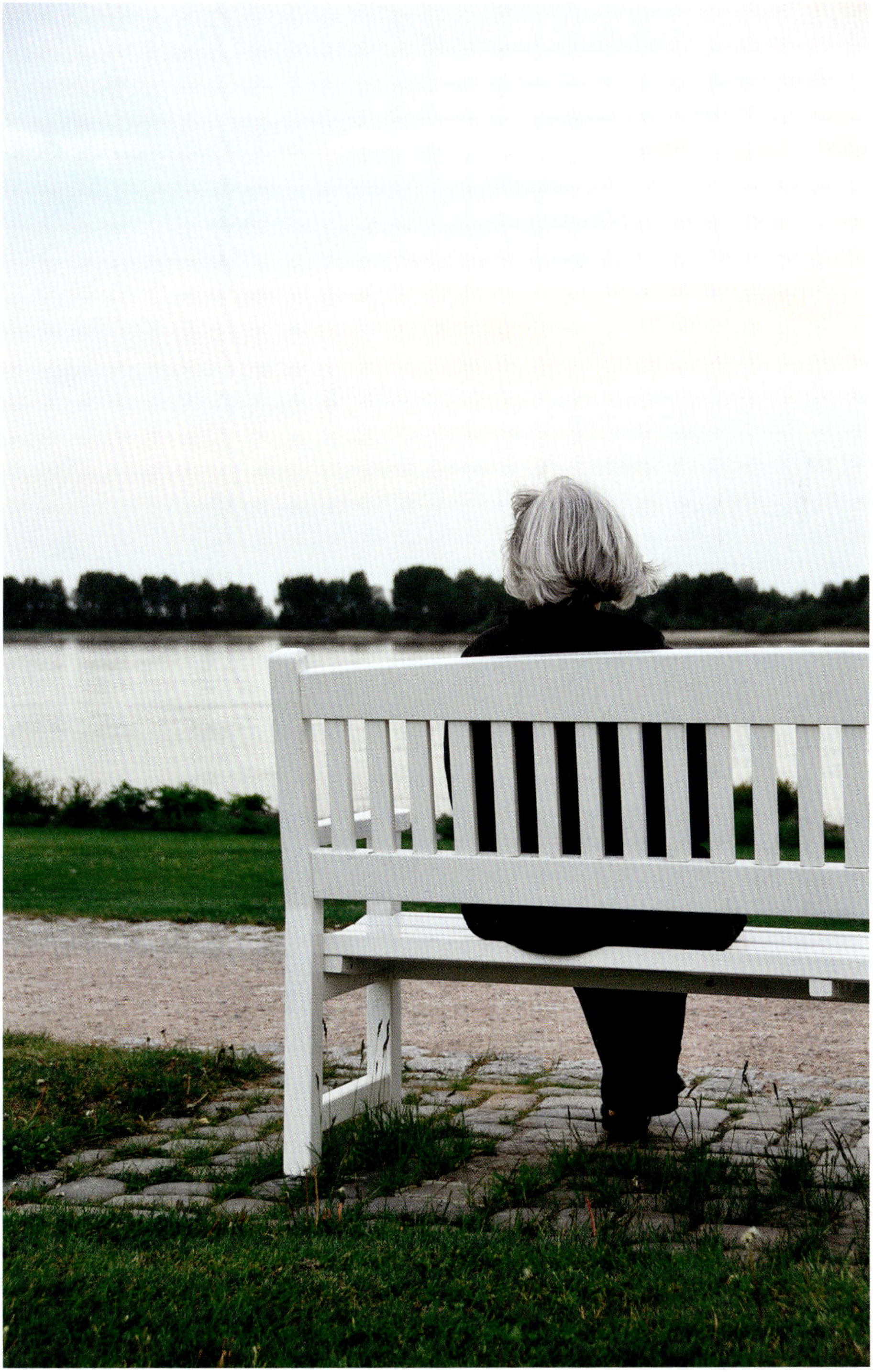

AB WANN IST ES EINE DEPRESSION?

Von einer Depression kann man ausgehen, wenn folgende Haupt- und Nebensymptome für die Dauer von mindestens zwei Wochen auftreten:

Hauptsymptome	Nebensymptome
• **gedrückte Stimmung** • **Interessen/ Freudlosigkeit** • **Antriebsstörung** • **Müdigkeit (2 bis 3 davon obligat)**	• **verminderte Konzentration** • **Vermindertes Selbstwertgefühl** • **Schuldgefühle** • **Hemmung/Unruhe** • **Selbstschädigung/Suizidgedanken** • **Schlafstörungen** • **Appetitminderung (2 bis 4 obligat)**

Im Grunde lässt sich die Basisstörung der Depression vereinfacht mit folgenden 4 Sätzen zusammenfassen:

- **Ich kann nicht - bin energielos, habe keinen Elan, bin antriebslos**
- **Ich mag nicht - bin lustlos, freudlos, habe keine Motivation.**
- **Ich spüre nicht - bin empfindungslos, ausgeronnen, versteinert.**
- **Ich finde keine Ruhe - bin schlaflos, getrieben, ängstlich.**

DEPRESSION UND IHRE URSACHEN

Früher wurden die Depressionen in zwei große Gruppen geteilt: Die exogenen Depressionen (also durch von außen belastende Situationen bedingt) und die endogenen Depressionen (ausgelöst durch eine Botenstofferkrankung im Gehirn). Die aktuellen Kriterien unterscheiden nur mehr nach dem Schweregrad in leicht, mittel und schwer; nach der Häufigkeit des Auftretens und ob neben der depressiven Verstimmung (unipolare Depression) auch Phasen mit manischer Symptomatik (bipolare Depression) vorhanden sind.

Die Ursachen sind vielfältig, was daher zu einer entsprechend breitgestreuten Therapie führt. Einerseits können extreme Belastungs- oder wiederholte Stresssituationen zum Auftreten depressiver Verstimmungen führen. Andererseits können massiv akute Erkrankungen, wie Herzinfarkt, Schlaganfall, etc. oder aber auch chronische Erkrankungen, wie M. Parkinson, Diabetes mellitus, Rheuma u.a. zu Depressionen führen. Darüber hinaus sind auch Depressionen ohne ersichtliche Ursache häufig. Meist sind diese familiär bedingt, können aber auch ohne erhöhtes familiäres Risiko auftreten.

Depression als Begleitsymptom und Krankheitsverstärker:

Wenn chronische oder akute Erkrankungen zum Auftreten einer Depression führen, verschlechtert sich meist auch der Krankheitsverlauf. So zeigt sich, dass Patienten nach einem Schlaganfall beim zusätzlichen Auftreten einer Depression einem gehäuften Risiko unterliegen, wieder einen Schlaganfall zu erleiden, und auch eine verkürzte Lebenserwartung haben. Dementsprechend ist in solchen Fällen unbedingt auch die konsequente Behandlung der Depression erforderlich. Auch nach Herzerkrankungen oder Herzoperationen tritt sehr häufig eine Belastungsdepression auf.

Depression und andere Erkrankungen:

Depressionen sind häufig auch Begleitsymptome bei körperlichen Erkrankungen, wie z. B. bei Tumoren im Stirnlappenbereich, bei massiven Schilddrüsenunterfunktionen aber auch bei anderen Stoffwechselerkrankungen oder Durchblutungsstörungen des Gehirns. Beim älteren Menschen kann sich eine Depression durch Kurzzeitgedächtnisstörungen, Aufmerksamkeitsstörungen oder Konzentrationsstörungen zeigen, sodass in diesen Fällen oft fälschlich die Diagnose der Altersvergesslichkeit oder gar einer Alzheimer-Erkrankung gestellt wird, dabei würden sich diese Symptome durch eine entsprechende antidepressive Therapie gut rückbilden lassen. Dies zeigt, wie wichtig eine komplette medizinische Abklärung und exakte Diagnostik beim Auftreten von Depressionen ist.

Winterdepression:

Zahlreiche Untersuchungen haben sich mit dem Einfluss von Licht und Stimmungslage beschäftigt. Es konnte eindeutig nachgewiesen werden, dass es durch den Lichtmangel im Winter zu einer mangelhaften Produktion von Melatonin kommt. In Verbindung mit weiteren Neurotransmittern kann sich dies negativ auf die Stimmung auswirken.

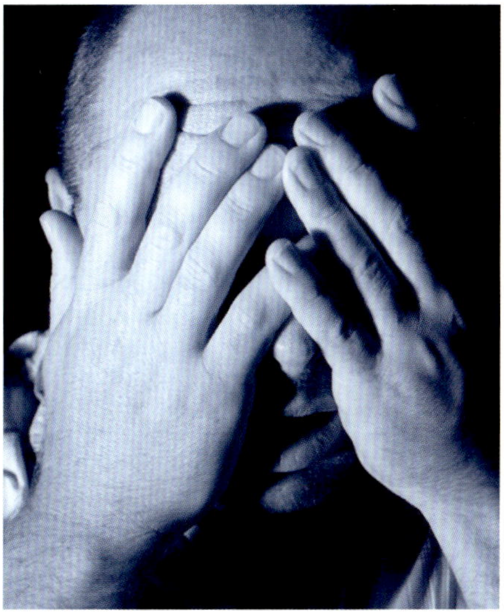

In Einzelfällen kann das zu einer sogenannten saisonalen Depression führen, einer meist leicht- bis mäßiggradigen depressiven Verstimmung. Viele dieser Patienten gehen nicht zu einem Nervenfacharzt, um dies abklären zu lassen. Dies verhindert eine gute Therapieoption. Denn in vielen Fällen kann sowohl durch Lichttherapie, als auch durch kurzfristige und vorübergehende Serotoninzufuhr, z. B. in den Monaten Oktober bis Jänner, die Symptomatik gänzlich beherrscht werden.

Bei Patienten mit bestehender endogener Depression kommt es in vielen Fällen in den Wintermonaten zu einer Verstärkung der vorbekannten Depression mit teilweise massiven depressiven Schüben. Hier ist, abhängig von der bereits bestehenden antidepressiven Therapie, das medikamentöse Management ganz besonders wichtig.

Insgesamt ist die Winterdepression eine häufige und gut beherrschbare Erkrankung, welche unbedingt in entsprechende fachärztliche Hände gehört.

DIAGNOSE

Die Diagnose einer Depression kann nur dann gestellt werden, wenn der Patient den Weg zum Arzt findet. Durch die Antriebsstörung im Rahmen der Depression ist dies häufig sehr verzögert oder kann nur durch die Motivation des Angehörigen erfolgen. Die ärztliche Diagnose erfolgt durch ein strukturiertes psychiatrisches Gespräch und einen ausführlichen neurologischen Status. Darüber hinaus sind dann gezielte Untersuchungen zur Erfassung möglicher Ursachen, wie Schilddrüsenerkrankung, Vitaminmangel, Gehirnerkrankungen und andere notwendig. Daher sind Bluttests und eine bildgebende Untersuchung, idealerweise MRT, immer bei der Erstdiagnose einer Depression erforderlich.

THERAPIE DER DEPRESSION – 4 SÄULEN

Gesprächstherapie:

Psychotherapeutische kurzfristige Begleitung oder längerfristige Behandlung dient zur Entlastung der situationsbedingten Ursachen, zum Abbau belastender und zum Aufbau stärkender Aktivitäten, zur positiven Verstärkung nicht-depressiven Verhaltens und zur Förderung sozialer Fähigkeiten und Kontakte.

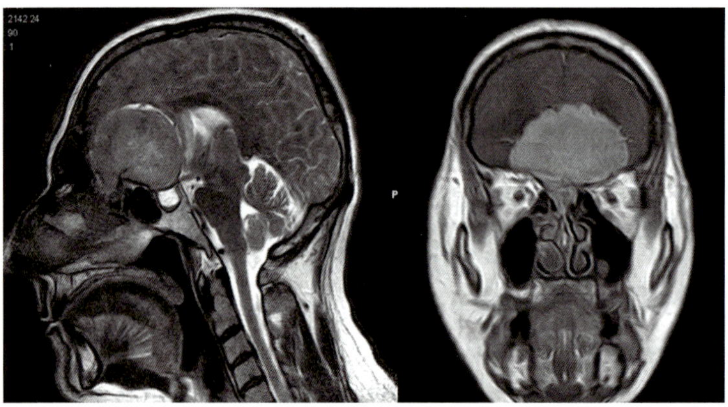

Dieser 60-jährige Patient wurde von seiner Schwägerin wegen seit 3 Jahren selbständig diagnostizierten „Burnout und Ehekrise" in die Ordination gebracht, wobei der Betroffene absolut nicht zum Arzt wollte und die ersten Minuten des Gespräches im Türbereich des Untersuchungsraumes verbrachte. Die neurologische Untersuchung ergab deutliche Hinweise für ein Stirnhirnsyndrom, und psychiatrisch zeigte sich eine extreme Ängstlichkeit, deutliche depressive Verstimmung, komplette Abflachung der Gefühlsebene und massive Gedächtnisdefizite. Das noch am gleichen Tag durchgeführte MRT zeigte einen riesigen Tumor vom Riechnerv ausgehend (Olfaktoriusmeningeom). Nach der erfolgreichen Operation bildete sich die seit Jahren bestehende psychiatrische Symptomatik innerhalb eines halben Jahres gänzlich zurück und der Patient konnte wieder sein Leben selbständig und gesund gestalten. Bei rechtzeitiger Diagnose wären dem Patienten 3 Jahre Leid erspart geblieben.

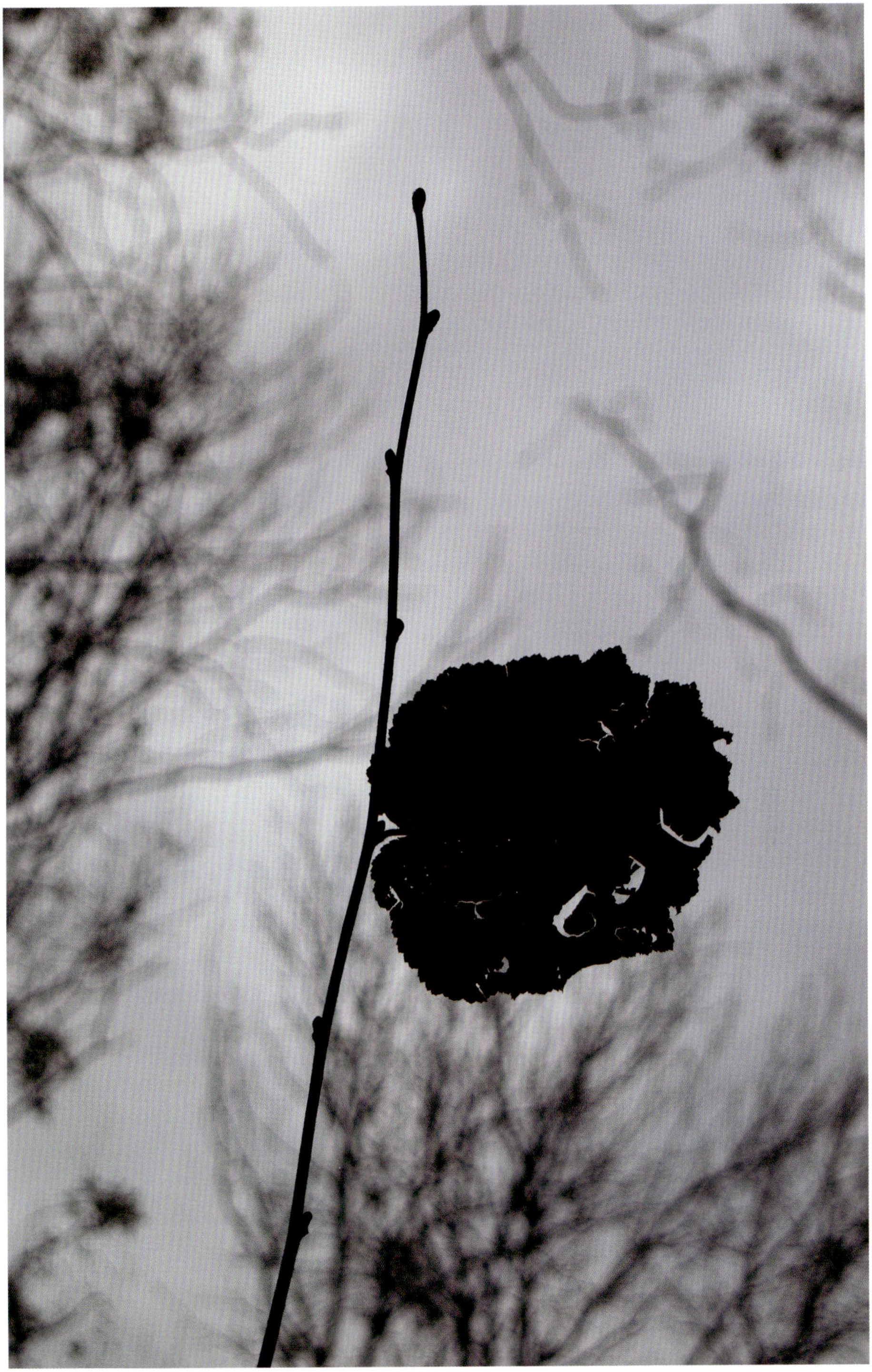

Lebensstilmodifikation:

Dazu wird empfohlen, sich regelmäßig sportlich zu betätigen und sich sozialen Aktivitäten zu widmen. Besonders von Bedeutung ist, aktive Freizeitgestaltungen zu planen und Hobbies zu finden und nachzugehen, bedürfen sie doch einer Integration in den Alltag. Auch das Erlernen von „aktiven Entspannungstechniken", wie Yoga, Qi Gong, etc. sind für die Patienten von größter Wichtigkeit.

Medikation:

In vielen Fällen ist zusätzlich eine medikamentöse Therapie erforderlich. Die antidepressiven Medikamente sind im Vergleich zu den früheren Jahren wesentlich besser verträglich, häufig nur mehr von geringen Nebenwirkungen und können sowohl antriebssteigernd als auch entspannend und beruhigend wirken. Die sorgfältige Auswahl des richtigen Psychopharmakas und die gute Aufklärung über Wirkung und Nebenwirkung obliegt dem Nervenfacharzt und bedarf einer entsprechend engen Kooperation mit dem Patienten. Wichtig zu wissen ist, dass antidepressive Medikamente meist erst nach einigen Wochen ihre positive Wirkung zeigen. Gerade in der Anfangsphase kann es manchmal zu Nebenwirkungen kommen, die eines langsameren Einschleichens bedürfen. Stärkere Nebenwirkungen, wie Gewichtszunahme oder Libidoverlust können je nach Stärke des Auftretens zu einer Therapieumstellung führen. Zahlreiche Nahrungsergänzungsmittel sind von wesentlicher Bedeutung in der Depressionsbehandlung und in Kapitel 7 ausführlich beschrieben.

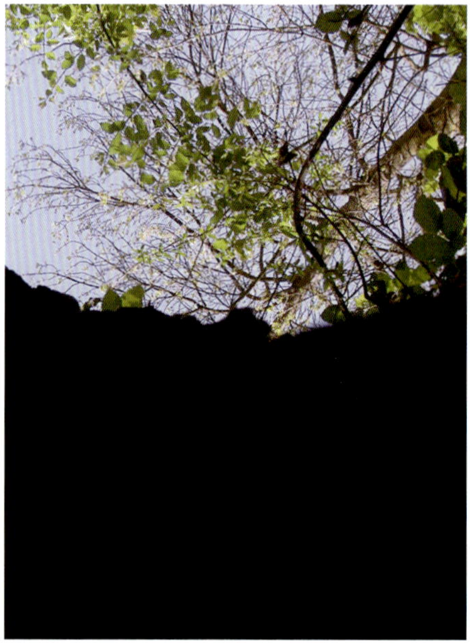

Ernährung:

Im Volksmund gibt es viele Beispiele, die zeigen, dass Lebensmittel glücklich oder lustig machen. So mache „sauer lustig", „Bananen und Schokolade glücklich". Der wissenschaftliche Beweis fehlt aber noch wie viele Bananen nun tatsächlich glücklich machen. Untersucht wurden aber verschieden zusammengesetzte Kostformen auf die Stimmung. Da zeigte sich, dass eine kohlenhydratreiche Kost kombiniert mit reichlich Fisch langfristig ausgeglichener und fröhlicher macht. Durch den hohen Anteil an Kohlenhydraten reagiert man offensichtlich deutlich gelassener. Nachweislich wird sogar weniger Stresshormon Cortisol gebildet.

Schwere Depressionen sind durch noch so eine ausgewählte Ernährung nicht heilbar, da dafür die Wirkung der Nahrung auf das Gehirn zu schwach ist. Jedoch haben bereits viele Forschungen ergeben, dass eine richtige Ernährung vor allem vor schlechter Laune schützen und depressive Verstimmungen lindern kann.

Eine besondere Bedeutung bei der Entstehung von Depressionen und Ernährungsfaktoren haben die Omega-3-Fettsäuren (Fischöle) und die Folsäure:

- **Omega-3-Fettsäuren:** Bei gesunden Personen konnte gezeigt werden, dass eine erhöhte Zufuhr von Omega-3-Fettsäuren mit der Nahrung den Serotoninspiegel erhöht und damit positiven Einfluss auf die Stimmung hat. Depressive Personen leiden an einem Mangel an Serotonin und haben auch häufig einen Mangel an Omega-3-Fettsäuren. In Ländern mit hohem Fischkonsum findet man viel seltener Depressionen und auch die Selbstmordraten sind dort entsprechend niedrig.

- **Folsäuremangel:** Ein Indikator für einen Folsäuremangel ist eine hohe Konzentration an Homocystein im Blut. Personen mit erhöhtem Homocysteinspiegel sind zweimal so häufig depressiv wie Personen mit niedriger Bluthomocysteinkonzentration. Es konnte aber auch gezeigt werden, dass eine Gabe von Folsäure die Stimmungslage von Patienten mit Depressionen verbessert, aber auf keinen Fall heilt.

- **Serotonin:** Bekannt ist auch, dass ein Mangel am Botenstoff Serotonin bei der Entstehung von Depressionen eine besondere Rolle spielt. Bei Depressionen ist die Konzentration dieses Stimmungsmachers im Gehirn sehr niedrig. Hier können nicht nur Medikamente, sondern auch die Ernährung dafür sorgen, dass die Konzentration im Gehirn wieder ansteigt. Serotonin in Lebensmittel haben aber einen geringen Einfluss, das dieses die Blut-Hirn-Schranke nicht überwinden kann. Deshalb ist es erforderlich die Vorstufe des Serotonins, den Eiweißbaustein Tryptophan aufzunehmen. Tryptophan ist in Käse, Milchprodukten, Erdnüssen, Linsen, Fisch, Haferflocken, Weizen, Reis und Fleisch enthalten. Der Transport von Tryptophan über die Blut-Hirn-Schranke kann durch die zusätzliche Zufuhr von Kohlenhydraten noch erhöht werden.

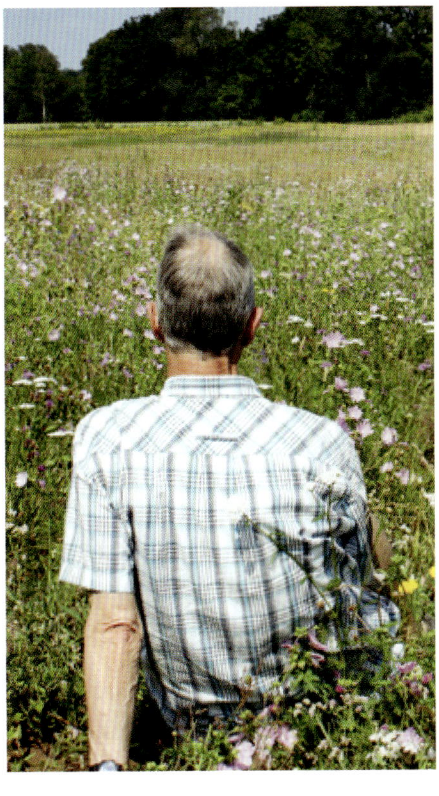

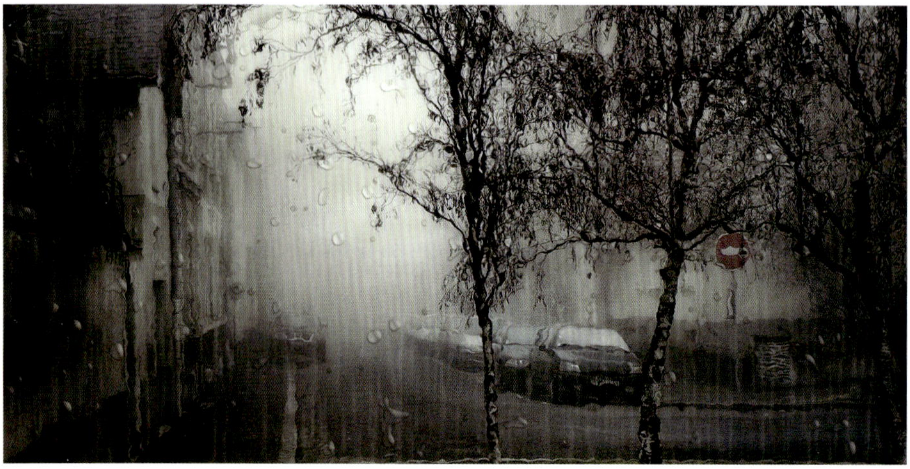

Außerdem spielen noch einige Vitamine und Mineralstoffe eine wichtige Rolle, sowohl bei der Wirkung gegen Depressionen, als auch als „Begleittherapie". Auch eine ausreichende Zufuhr von Vitamin B1, B2, B6 und B12 wirkt gegen depressive Verstimmungen.

Weiters kann auch ein Mangel an Vitamin C, Pantothensäure, Biotin, Niacin, aber auch Kalzium, Magnesium und Zink zu Depressionen führen. Somit ist ersichtlich, dass schlechte Ernährungsgewohnheiten sehr wohl zur Auslösung von Depressionen beitragen können. Depressionen können aber Nährstoffmängel weiter vergrößern, da sie sehr oft mit Appetitlosigkeit verbunden sind. Ein sehr ungünstiger Kreislauf entsteht.

Sehr oft unbeachtet bleibt auch, dass Nahrungsmittelunverträglichkeiten zu Depressionen führen können. So weiß man, dass bei einer Fruchtzuckerunverträglichkeit sehr oft gleichzeitig eine depressive Verstimmung auftritt. Der Grund dafür ist, dass die Vorstufe des Botenstoffes Serotonin, das Tryptophan nicht ins Gehirn aufgenommen werden kann. Dadurch wird weniger Serotonin gebildet, welches die Stimmung ganz beträchtlich drückt.

Zusammenfassend ist die endogene Depression eine Erkrankung des Gehirns, insbesondere der Botenstoffe. Dies erklärt einerseits, dass die Erkrankung völlig zu Unrecht verschiedene Stigmata mit sich bringt und andererseits, dass der Einsatz der richtigen Medikamente in der Behandlung der Depression von großer Bedeutung ist. Darüber hinaus entstehen exogene Depresionen durch äußere Faktoren, wie jahrelange Belastungen, akute psychische Traumata und andere Situationen. Eine Überlappung endogener und exogener Anteile ist häufig, so dass eine umfassende Therapie erforderlich ist.

Es ist daher bei Auftreten einer depressiven Verstimmung unbedingt anzuraten, sich einer ärztlichen Behandlung zu unterziehen, da nur so geholfen werden kann.

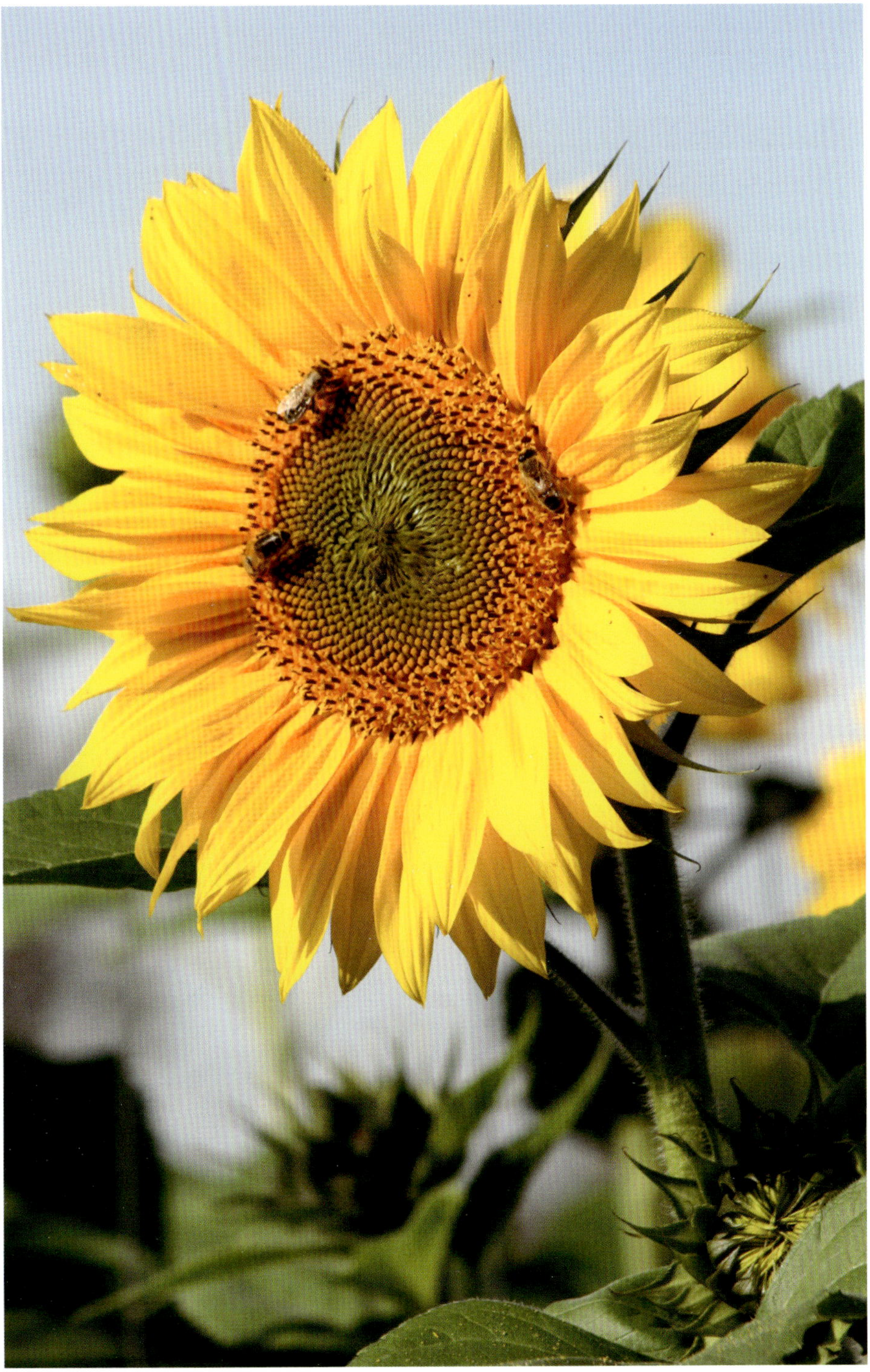

KAPITEL 6

WAS HÄLT MEIN GEHIRN GESUND?

- **Flüssigkeitszufuhr**
- **Ernährung**
- **Körperliche Bewegung**
- **Ruhephasen**

FLÜSSIGKEITSZUFUHR

Besonders sensibel reagiert das Gehirn auf einen Flüssigkeitsmangel. Das menschliche Gehirn besteht aus 75 % Wasser. Eine ausgeglichene Wasserbilanz ist eine wichtige Voraussetzung für die Gehirnfunktion. Innerhalb von 24 Stunden fließen etwa 1.400 Liter durch das Gehirn. Diese Flüssigkeit dient vor allem als Lösungs- und Transportmittel. Jede Zelle wird dadurch mit den notwendigen Nährstoffen versorgt. Schon sehr leichte Wasserdefizite führen zu erheblichen Beeinträchtigungen des Wohlbefindens und Leistungsfähigkeit. Müdigkeit, Kopfschmerzen, aber auch Konzentrationsmangel genauso wie Gedächtnisstörungen können auf einen Flüssigkeitsmangel zurückzuführen sein. Bereits ab einem Flüssigkeitsverlust von 2 % kommt es zur Reduktion der Leistungsfähigkeit und der Konzentration, aber auch das Kurzeitgedächtnis nimmt dadurch merklich ab.

Wenn der Körper Durst signalisiert, hat zumeist eine Dehydration und der daraus resultierende Leistungseinbruch bereits stattgefunden. Im Alter lässt zusätzlich das Durstgefühl nach, genauso wie unter Stress, hier wird das Durstgefühl unterdrückt. Durst insgesamt ist kein verlässlicher Indikator für einen Flüssigkeitsbedarf, da dieser auch ganz individuell wahrgenommen wird. Aus diesen Gründen sollte regelmäßig über den Tag verteilt getrunken werden. Ideal ist eine Flüssigkeitszufuhr beim Erwachsenen von zumindest 2 bis 2,5 Liter. Nur bei bestimmten Nierenerkrankungen, Elektrolytstörungen oder seltene Stoffwechselerkrankungen ist eine geringere Tagesflüssigkeitsmenge anzuraten. Dies ist aber mit Ihrem Facharzt abzuklären. Wichtig ist die größte Flüssigkeitsmenge in den frühen Vormittagsstunden einzunehmen um so eine größere körperliche und geistige Fitness zu haben. Dies ist auch beim älteren Menschen von Vorteil, da ein häufiges Argument die nächtliche Harnabsetzung als Grund für eine geringe Flüssigkeitsmenge angegeben wird und sich durch diesen kleinen Trick sehr gut beseitigen lässt.

Die Menge muss bei körperlicher Anstrengung, warmen Temperaturen oder auch bei fieberhaften Erkrankungen erhöht werden.

Zusätzlich hängt die erforderliche Flüssigkeitsmenge auch von der Ernährung ab. Wer viel Obst und Gemüse isst, nimmt dadurch auch mehr Wasser auf, da diese Lebensmittel selbst einen sehr hohen Wasseranteil haben. Je mehr Fleisch oder auch Käse gegessen wird, desto mehr Wasser sollte auch getrunken werden.

Besonders geeignet sind Wasser und Mineralwasser, verdünnte Fruchtsäfte und ungesüßte Früchte- und Kräutertees. Auch bezüglich der Art des Wassers werden viele Forschungen betrieben. Einige Arbeitsgruppen haben Ergebnisse gesammelt, dass ein hartes kalkreiches Wasser für Gelenke und Gefäße schädigend sein kann und empfohlen, dass ein möglichst mineral- und kalkfreies, reines Wasser einzunehmen ist. Verschiedene Firmen bieten dafür die Entkalkung und Enthärtung des Leitungswassers an.

Koffein:

Koffein ist in den Kaffeebohnen, im getrockneten schwarzen und grünen Tee, aber auch im Mate- oder Paraguay-Tee enthalten. Genauso findet man die anregende Substanz in Colanüssen, Kakaosamen und in der Guaranapflanze. Je nach Gewöhnung wirken 50 bis 200 mg Koffein beim Erwachsenen anregend. Dadurch werden Ermüdungserscheinungen beseitigt und der Lernprozess wird erleichtert. Für die Erhöhung der geistigen Aufnahmefähigkeit, die Anhebung der Stimmung, die verbesserte Gedächtnisleistung sowie eine verringerte Fehlreaktion und eine Verkürzung von Reaktionszeiten ist die Wirkung des Koffeins im zentralen Nervensystem verantwortlich. Die anregende Wirkung ist aber durch eine höhere Dosis nicht steigerbar. Im Gegenteil: Durch übermäßigen Koffeinkonsum kann es zu Konzentrationsschwäche, Gedankenflucht, Fahrigkeit, Nervosität und Schlaflosigkeit kommen.

Koffein aus Kaffee- und Colagetränken wirkt ungefähr nach 20 Minuten. Hingegen bewirkt das Koffein aus Tee eine mildere Anregung, die jedoch länger anhält. Im Tee ist das Koffein an verschiedene Substanzen gebunden und nicht so leicht verfügbar. Außerdem kann man durch die Ziehzeit die anregende oder beruhigende Wirkung selbst bestimmen: Kurze Ziehzeiten (zwei bis drei Minuten) führen zu einer anregenden Wirkung, da bereits nach zwei Minuten der größte Teil des Koffeins gelöst ist, jedoch nur ein geringer Teil der Gerbstoffe, die die Koffeinwirkung mindern.
Ziehzeiten um 5 Minuten wirken durch die hohe Lösung der Gerbstoffe nun beruhigend.

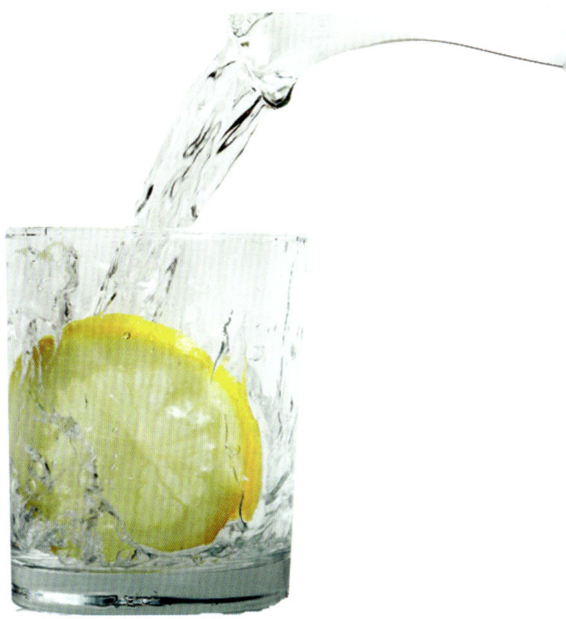

ERNÄHRUNG

Der Einfluss der gesunden Ernährung auf eine intakte Gehirnfunktion gewinnt zunehmend an Bedeutung und an Interesse. Auch in der Werbung macht sich dies bemerkbar. Immer mehr Produkte werden als „Brain-Food" und/oder „Super-Food" angeboten. Tatsächlich kann eine gesunde Ernährung die vorhandene Gehirnfunktion fördern. Aber auch das Vermeiden schädigender Nahrungsmittel hilft eine vorzeitige Verschlechterung der Gehirnfunktionen zu verhindern.

Neben den richtigen Inhaltsstoffen ist aber vor allem auch auf eine entsprechende vitamin- und nährstoffschonende Zubereitung der Mahlzeiten zu achten. So können durch zu langes Kochen oder durch zu heiße Kochtemperatur viele der an sich in den Nahrungsmitteln vorhandenen Vitamine völlig verlorengehen. Auch die Qualität der Nahrungsmittel ist wesentlich. Dies bedeutet, dass eine frühzeitige Ernte von Obst und Gemüsesorten, die Verabreichung zahlreicher Konservierungsmittel oder das Nachreifen von Nahrungsmitteln während des Transportes, natürlich den Vitamin- und Nährstoffgehalt deutlich reduziert. Dies unterstreicht die Sinnhaftigkeit der ausreichenden Obst- und Gemüsezufuhr in den entsprechenden Monaten aus heimischen Betrieben und dies vorzugsweise aus Biobetrieben. Auch wenn über dieses Thema sehr kontroverse Meinungen bestehen, ist das Reduzieren von Spritz- und Düngemitteln ein wesentlicher Punkt für eine bessere Reifung der Nährstoffe in den Früchten. Auch eine fachgerechte Lagerung der Nahrungsmittel ist wichtig, um nicht Verluste an Nährstoffen in der Nahrungskette zu haben.

Was die gesunde Ernährung in Bezug auf das Nervensystem betrifft, so ist auf die regelmäßige Nahrungsaufnahme, idealerweise 3x täglich in vernünftigen Portionen, zu achten. Allerdings kann auch das 1-2x wöchentliche Dinner-Cancelling, also keine Nahrungsaufnahme nach 16.00 Uhr, sehr sinnvoll sein. Dies fördert insbesondere die Bauchspeicheldrüsenfunktion und verbessert somit den Kohlehydratstoffwechsel.

Einseitige Diäten – insbesondere kohlenhydratarme bzw. kohlenhydratfreie Diäten sind aus Sicht des Autors absolut zu meiden. Kohlenhydrate sind für unser Nervensystem und insbesondere auch für unsere Gemütslage besonders wichtig. Das Durchführen solcher Diäten führt meistens zu Gereiztheit, innerer Unruhe, Nervosität und einer Leistungsminderung. Der übliche Gewinn einer vorübergehenden Reduzierung des Gewichtes ist einerseits durch diese unerwünschten Wirkungen und andererseits durch den meist rasch einzusetzenden Ping-Pong-Effekt mit Zunahme des Gewichtes nach Ende der Diät zu vermeiden.

Zur Förderung der Gedächtnisleistung sind spezifische Nahrungsmittel besonders günstig, welche in der folgenden Tabelle abgebildet sind.

Nahrungsbestandteil	Wirkungsweise/ Funktion	Enthalten in:
Konzentration		
Kohlenhydrate	Glukoselieferant für die Energieversorgung	Getreide, Obst, Gemüse
Flüssigkeit	Nährstofftransport, Bestandteil von Gehirn- und Nervenzellen	Wasser, Mineralwasser, ungesüßten Kräuter- und Früchtetees
Eisen	Sauerstofftransport, Neurotransmitterstoffwechsel	roten Fleischsorten, Kürbiskernen, Sesam, Sojamehl, Hirse, Mohn, Pinienkernen, Weizenkeimen, Hafer, Dille, Petersilie, Hefe, Haferflocken, Spinat, Brunnenkresse, Linsen, Sojabohnen, weiße Bohnen
Chlorophyll	Sauerstofftransport	grünen Pflanzen, Salat, Kräuter, Spinat, Brennnessel, Oliven, Algen
Tyrosin	Ausgangssubstanz für Adrenalin, Noradrenalin und Dopamin	Fisch, Fleisch, Milchprodukten
Tryptophan	Ausgangssubstanz für Serotonin	Käse, Sojabohnen, Erdnüssen, Cashewnüssen, Linsen, Eier, Fleisch, Fisch, Haferflocken, Weizen, Reis
Vitamin B_1	Neurotransmitterstoffwechsel	Vollkorngetreide, Haferflocken, Weizenkeimen, Sonnenblumenkernen, Hülsenfrüchten, Nüssen, Schweinefleisch
Magnesium	Energiegewinnung und -bereitstellung	Getreideproduktion, Nüssen, Trockenfrüchten, Kürbiskernen

Nahrungs-bestandteil	Wirkungsweise/ Funktion	Enthalten in:
Bor		Früchten, Gemüse, Nüssen
Koffein, in geringen Dosen	Anregende Wirkung im zentralen Nervensystem, vermehrte Ausschüttung von Adrenalin	Kaffee, schwarzer und grüner Tee
Gedächnisleistung		
Phenylalanin	Ausgangssubstanz für Adrenalin, Noradrenalin und Dopamin	Sojabohnen, Käse, Erdnüssen, Weizenkeimen, Mandeln, Thunfisch, Rindfleisch, Forellen, Hüttenkäse
Vitamin B_1	Neurotransmitterstoffwechsel	Vollkorngetreide, Haferflocken, Weizenkeimen, Sonnenblumenkernen, Hülsenfrüchten, Nüssen, Schweinefleisch
Lecithin	Ausgangssubstanz von Acetylcholin	Eidotter, Hefe, Soja, Fleisch, Fisch
Lernleistung/-erfolg		
Kalzium	Informations-übertragung	Milch und Milchprodukten, Mohn, Feigen, Sesam, Sojabohnen, Hülsenfrüchten, Nüssen, Vollkorngetreide, Weizenkeimen, Haferflocken, Brokkoli, Brunnenkresse, grünes Gemüse, Petersilie
Jod		jodiertem Speisesalz, Meerwasserfischen, Seetang, Algen, Spinat, Ei
Kohlenhydrate	Glukoselieferant für die Energieversorgung	Getreide, Obst, Gemüse

Nahrungs-bestandteil	Wirkungsweise/ Funktion	Enthalten in:
Eisen	Sauerstofftransport, Neurotransmitterstoffwechsel	roten Fleischsorten, Kürbiskernen, Sesam, Sojamehl, Hirse, Mohn, Pinienkernen, Weizenkeimen, Hafer, Dille, Petersilie, Hefe, Haferflocken, Spinat, Brunnenkresse, Linsen, Sojabohnen, weißen Bohnen
Chlorophyll	Sauerstofftransport	grünen Pflanzen, Salat, Kräutern, Spinat, Brennnesseln, Oliven, Algen
Flüssigkeit	Nährstofftransport, Bestandteil von Gehirn- und Nervenzellen	Wasser, Mineralwasser, ungesüßten Kräuter- und Früchtetees
Abrufen von Informationen		
Tyrosin	Ausgangssubstanz für Adrenalin, Noradrenalin und Dopamin	Fisch, Fleisch, Milchprodukten
Serin, Methionin	Ausgangssubstanz für Acetylcholin	Fisch, Pute, Hühnerfleisch, Sojabohnen, Rindfleisch, Cashewnüssen, Weizenkeimen, Brokkoli, Erbsen, Spinat, Vollkornbrot, Reis
Informationsübertragung		
Omega-3-Fettsäuren	Bestandteil von Membranstrukturen	fetten Seefischen
Zink	Enzymbestandteil	Weizenkeimen, Mohn, Sesam, Kürbiskernen, Fleisch, Eier, Milch, Käse, Fisch, Karotten, Vollkornbrot, Kartoffeln

Nahrungs-bestandteil	Wirkungsweise/ Funktion	Enthalten in:
Wachheit		
Tyrosin	Ausgangssubstanz für Adrenalin, Noradrenalin und Dopamin	Fisch, Fleisch, Milchprodukten
Abspeicherung von Informationen		
Serin, Methionin	Ausgangssubstanz für Acetylcholin	Fisch, Pute, Hühnerfleisch, Sojabohnen, Rindfleisch, Cashewnüssen, Weizenkeimen, Brokkoli, Erbsen, Spinat, Vollkornbrot, Reis
Entspannung		
Tryptophan	Ausgangssubstanz für Serotonin	Käse, Sojabohnen, Erdnüssen, Cashewnüssen, Linsen, Eier, Fleisch, Fisch, Haferflocken, Weizen, Reis
Geistige Leistungsfähigkeit		
Kohlenhydrate	Glukoselieferant für die Energieversorgung	Getreide, Obst, Gemüse
Flüssigkeit	Nährstofftransport, Bestandteil von Gehirn- und Nervenzellen	Wasser, Mineralwasser, ungesüßten Kräuter- und Früchtetees
Eisen	Sauerstofftransport, Neurotransmitterstoffwechsel	roten Fleischsorten, Kürbiskernen, Sesam, Sojamehl, Hirse, Mohn, Pinienkernen, Weizenkeimen, Hafer, Dille, Petersilie, Hefe, Haferflocken, Spinat, Brunnenkresse, Linsen, Sojabohnen, weiße Bohnen
Asparaginsäure	Zellfunktion	Spargel

Nahrungsbestandteil	Wirkungsweise/ Funktion	Enthalten in:
Lysin	Ausgangssubstanz von Karnitin	Milch und Milchprodukten, Ei, Thunfisch, Rind- und Schweinefleisch, Sojabohnen, Weizenkeimen, Linsen, Huhn, Erdnüssen

Tabelle aus „Brain Food", Kneipp Verlag, Udo Zifko, Ingrid Kiefer

Bei einer Vielzahl von körperlichen Erkrankungen (siehe Tabelle) kommt es zu einer verminderten geistigen Leistungsfähigkeit.

Erkrankungen des Körpers mit verminderter Hirnvitalität:

- **Anämie (Blutarmut)**
- **Eisenmangel**
- **Vitaminmangel**
- **Ernährungsdefizite (Eiweißmangel, Cholinmangel, ...)**
- **Herzrhythmusstörungen**
- **Erkrankungen des Blutdrucks (sowohl Bluthochdruck als auch zu niedriger Blutdruck)**
- **Schlafapnoesyndrom**
- **Chronische Lungener krankungen mit ständigem Sauerstoffmangel**
- **und andere**

Diese Tabelle zeigt klar, dass hinter Konzentrationsstörungen und Gedächtnisstörungen eine Reihe von organischen Erkrankungen liegen können.

Da sehr häufig ein Defizit an Vitaminen und Mineralstoffen zu einer reduzierten Vitalität führt, soll die nachfolgende Tabelle zeigen, wie entscheidend die richtige Ernährung für unser Gehirn ist.

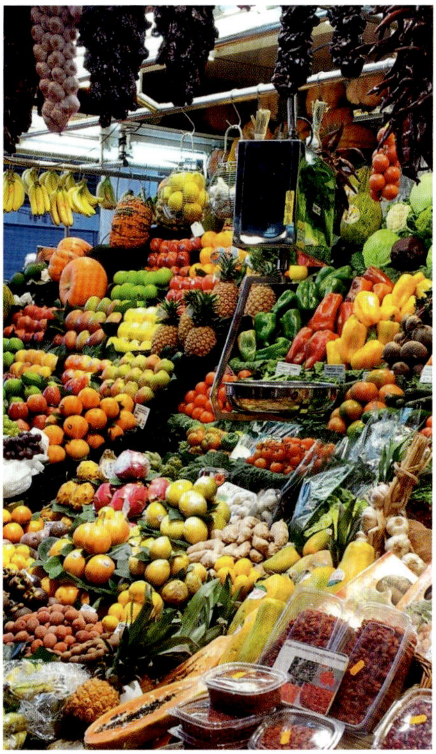

© Christina Winter/pixelio.de

Vitamine und Mineralstoffe, die bei Mangel zu Beeinträchtigung der Vitalität führen		
Nährstoff	**Mangel**	**Enthalten in:**
Vitamin A	Müdigkeit	Karotten Spinat, Fenchel, Kohl, Marillen, Eigelb
Vitamin E	Neuropathien	Pflanzenölen (Weizenkeimöl, Oliven-, Sonnenblumen-, Maiskeimöl), Nüssen, Keimlingen von Getreide, langsam wachsenden Pflanzen wie Karotten, Kraut, hellgrünem Gemüse
Vitamin C	Müdigkeit, leichte Erschöpfbarkeit, verstärkte Schwermütigkeit, Depressionen	Frischem Obst und Gemüse, Zitrusfrüchten, Hagebutten, Sanddorn, Petersilie, Schnittlauch, Brunnenkresse, Sauerkraut
Vitamin B_6	Schlaflosigkeit, Depressionen	Allen tierischen und pflanzlichen Lebensmitteln. Besonders aber in Hühner- und Schweinefleisch, Fisch, Gemüse, Kartoffeln, Vollkorngetreide
Vitamin B_{12}	Gedächtnisstörungen, Konzentrationsschwäche, Depressionen, Irreversible neurologische Ausfälle, Gedächtnisstörungen, Verwirrtheit, Apathie	Ausschließlich tierischen Produkten wie Leber, Fleisch, Fisch, Eier, Milch und fermentierten pflanzlichen Produkten (Sauerkraut)
Folsäure	Depressionen, schnelle Ermüdbarkeit, verminderte Konzentrationsfähigkeit, Gedächtnisschwäche	Spinat, Salat, Spargel, Getreide, Tomaten, Gurken, Walnüssen
Vitamin B_1	Müdigkeit, Depressionen, Gedächtnisstörungen, Konzentrationsschwäche, Lernstörungen, Schlaflosigkeit	Vollkorn, Haferflocken, Weizenkeimen, Sonnenblumenkernen, Hülsenfrüchten, Nüssen und Schweinfleisch

Nährstoff	Mangel	Enthalten in:
Vitamin B_2	Depressionen	Hefe, Hefeflocken, Käse, Champignons, Leber, Fleisch, Fisch, Eiern, Vollkornprodukten
Pantothensäure	Müdigkeit, Kopfschmerzen, Schlaflosigkeit, Depressionen	Leber, Fleisch, Sonnenblumenkernen, Mohn, Fisch, Milchprodukten, Vollkorngetreide, Hülsenfrüchten
Biotin	Müdigkeit, Depressionen	Leber, Sojabohnen, Eigelb, Nüssen, Hefe, Haferflocken, Spinat, Champignons, Linsen
Niacin	Konzentrationsschwäche, Schlaflosigkeit, Müdigkeit, Vergesslichkeit, Verwirrtheitszustände, Depressionen	Leber, Hefe, Erdnüssen, Fleisch, Fisch, Milch und Milchprodukten, Vollkorngetreide
Calcium	Depressive Verstimmung	Milch und Milchprodukten, Kohl, Sesam, Mohn, Feigen, Sojabohnen, Hülsenfrüchten, Nüssen, Vollkornprodukten, Weizenkeimen, Brokkoli, Brunnenkresse, grünem Gemüse, Petersilie
Magnesium	Schlafstörungen, Depressionen, Konzentrationsstörungen	Kürbiskernen, Sonnenblumenkernen, Sesam, Mohn, Nüsse, Bohnen, Getreideprodukten, Trockenfrüchten
Eisen	Konzentrationsschwäche, Lernstörungen, rasche Ermüdbarkeit, Schwäche	Roten Fleischsorten, Kürbiskernen, Sesam, Sojamehl, Hirse, Mohn, Pinienkernen, Weizenkernen, Hafer, Dill, Petersilie, Hefe, Haferflocken, Spinat, Brunnenkresse, Linsen, Sojabohnen, weißen Bohnen

Nährstoff	Mangel	Enthalten in:
Kalium	Müdigkeit	Obst und Gemüse (vor allem Bananen, Kartoffeln), Hülsenfrüchten, Getreide, Nüssen, Feigen
Jod	Müdigkeit Schwangerschaft: mentale Behinderung	Jodiertem Speisesalz, Meerwasserfischen (Seelachs, Scholle, Kabeljau)
Zink	Depressionen, Konzentrationsstörungen, Lernschwächen	Weizenkeimen, Mohn, Sesam, Kürbiskernen, Fleisch, Eiern, Milch, Käse, Fisch, Karotten, Vollkornbrot, Kartoffeln
Kupfer	Müdigkeit	Fischen, Getreideprodukten, Nüssen, Schokolade, Kakao, grünem Tee, Kaffee, grünem Gemüse

Tabelle aus „Brain Food", Kneipp Verlag, Udo Zifko, Ingrid Kiefer

Ernährung und Demenz:

Die tägliche Nahrungszufuhr bereits in frühen Lebensjahren hat entscheidenden Einfluss auf die Entwicklung einer Demenz. Es gibt sowohl zahlreiche Risikofaktoren als auch sehr viele Schutzstoffe.

Ernährungsfaktoren, die das Risiko für eine Demenzerkrankung erhöhen:

- hohe Kalorienzufuhr
- hohe Zufuhr von Fetten: wer täg lich große Mengen Fett isst, erhöht sein Erkrankungsrisiko um das Siebenfache gegenüber Personen, die wenig Fett konsumieren. Dabei spielt der Fettkonsum im früheren Lebensalter schon eine Rolle für die Entstehung einer späteren Alzheimer-Krankheit
- hohe Zufuhr von gesättigten Fettsäuren: Wer hauptsächlich tierische und damit überwiegend gesättigte Fettsäuren isst, hat ein 2,2-faches höheres Risiko an Alzheimer zu erkranken als Personen, die ihren Fettkonsum vorwiegend aus pflanzlichen Quellen aufnehmen.
- niedrige Zufuhr von Omega-3-Fettsäuren
- Mangel an Vitamin B6, B12, Folsäure: Diese Vitamine sorgen dafür, dass Homocystein, eine Substanz, die beim Ab- und Umbau von Eiweißbestandteilen aus der Nahrung entsteht weiter abgebaut wird. Besteht ein Mangel an diesen drei B-Vitaminen erhöht

sich der Homocysteinspiegel. Dieser ist besonders schädlich da dieses giftige Stoffwechselzwischenprodukt die Gefäßwände, aber auch die Nervenzellen im Gehirn schädigen kann. Personen mit hohen Homocysteinspiegel leiden häufiger an Altersvergesslichkeit und auch Demenz. Bei bis zu 45% aller älteren Personen mit Demenz ist dieser erhöht und steht in enger Verbindung mit dem Schweregrad der Gedächtnisleistung. Hohe Dosen an Folsäure können das Gedächtnis von älteren Personen „verjüngern". Außerdem kommt es zu einer Verbesserung der Wahrnehmungsfähigkeit und Reaktionszeit.

- Mangel an Vitamin E und C.
- Mangel an Selen, Zink
- Geringe Zufuhr von Obst und Gemüse und damit Mangel an besonderen Pflanzenschutzstoffen.
- Hohe Zufuhr an Alkohol: Hohe Mengen an Alkohol wirken auf alle Fälle neurotoxisch und führen zu alkohol bedingter Demenz.

Besondere Schutzfunktion vor Demenzerkrankungen haben alle Antioxidantien. Dazu zählen Vitamin A, E und C, Carotinoide, Selen und die Pflanzenschutzstoffe Polyphenole, Phytoöstrogene, Sulfide, Protein-Inhibitoren und Phytinsäure. Diese Stoffe schützen das Gehirn vor freien Radikalen und verhindern so die Entstehung des oxidativen Stresses, der ein besonderes Risiko für die Entstehung und den Verlauf von Alzheimer darstellt. Freie Radikale (=aggressive Sauerstoffverbindungen) entstehen als Stoffwechselprodukte permanent im Körper. Diese aggressiven Verbindungen können besonders schnell durch Antioxidantien unschädlich gemacht werden. Durch Umweltbelastungen, Ernährungsfehler, körperlichen und seelischen Stress, aber auch durch Medikamente oder Verletzungen und Entzündungen oder auch extreme sportliche Belastungen kann die Produktion von freien Radikalen besonders hoch sein. Dies bedarf dann einer hohen Konzentration an Schutzstoffen. Fehlen diese oder sind zu wenig vorhanden spricht man von oxidativem Stress, das heißt, die Konzentration freier Radikale übersteigt die antioxidative Kapazität des Körpers. Grundsätzlich verbrauchen alle Neuronen im Gehirn sehr viel Sauerstoff. Damit besteht schon ein erhöhtes Risiko, dass viele freie Radikale entstehen, die durch Antioxidantien abgefangen werden müssen. Das Gewebe im Gehirn bei Alzheimer-Betroffenen ist durch die schädigenden Ablagerungen zusätzlich einem verstärkten Stress ausgesetzt.

Neben den Antioxidantien schützen auch noch Omega-3-Fettsäuren das Gehirn vor oxidativem Stress. Im Tierversuch hat sich gezeigt, dass sich bei Alzheimer-Patienten durch die typischen Proteinablagerungen der oxidative Stress im Gehirn verstärkt. Damit werden noch mehr Omega-3-Fettsäuren gebraucht, um das Gehirn zu schützen. Außerdem können diese Fettsäuren den Cholesteringehalt im Gehirn günstig beeinflussen. Das Gehirn ist das cholesterinreichste Organ überhaupt. Ein zuviel an Cholesterin bewirkt hier aber, dass ein bestimmtes Enzym besonders aktiv wird. Dieses lässt viele gefährliche

Eiweißbruchstücke entstehen, die sich im Gehirn ablagern können. Außerdem sind Omega-3-Fettsäuren im Gehirn unerlässlich für den Aufbau von Zellmembranen. Sie sind mitverantwortlich für die Informationsübertragung, Intelligenz, Konzentrationsfähigkeit und geistige Fitness. Wer bereits einmal pro Woche Fisch isst, hat ein um 60% niedrigeres Risiko eine Alzheimer-Krankheit zu entwickeln als Personen die selten oder nie Fisch essen.

Das Spurenelement Zink greift in den Zellzyklus ein. Symptome eines Zinkmangels, die in jedem Fall auch das Gehirn betreffen, sind in erster Linie ein Wachstumsstopp und Appetitverlust. Außerdem wird das Immunsystem beeinträchtigt und es kann zu Impotenz kommen. Zink soll vor oxidativen Schäden (freie Radikale) schützen. Besonders viel Zink ist in Austern, Meeresfisch, Haferflocken, Weizenkeimen und Weizenkleie enthalten.

Die besten Lebensmittel zum Schutz vor Demenzerkrankungen sind:

- Fettreiche Seefische: **Durch ihren Gehalt an Omega-3-Fettsäuren sind sie unerlässlich in der Vorbeugung gegen Demenzen.**
- Obst und Gemüse, insbesondere „bunte Sorten“: **Je bunter, das heißt je farbenprächtiger ein Stück Obst oder Gemüse ist, desto höher ist auch der Gehalt an Schutzstoffen**
- Getreide: **In einigen Studien konnte gezeigt werden, dass neben dem regelmäßigen Fischkonsum auch das Essen von Getreide schützend wirkt.**
- Mandeln und Nüsse: **Sie schützen nicht nur vor Herz-Kreislauf-Erkrankungen, sondern auch vor Alzheimer. Hier wird vermutet, dass die günstige Fettsäurezusammensetzung einerseits, aber auch der hohe Gehalt an Vitamin E besonders wirksam ist.**
- Grüner Tee: **Durch seinen Gehalt an Flavonoiden hemmt er im Gehirn bestimmte Enzyme, die den Botenstoff Acetylcholin zerstören können. Dieser Botenstoff ist bei der Alzheimerkrankheit verringert. Außerdem blockiert es noch zusätzlich ein Enzym (Butyrylcholinesterase), das in Gehirnen von Alzheimerpatienten gefunden wurde.**
- Curry: **Das enthaltene Curcumin sorgt dafür, dass die Gehirnzellen schützendes Eiweiß bilden.**
- Blaue Trauben: **Sie enthalten in der Schale den Farbstoff Resveratrol. Dieser Schutzstoff ist ein besonders hochwirksames Antioxidanz.**
- Apfel: **unmittelbar unter der Schale liegt der Schutzstoff Quercetin, ein bedeutendes Antioxidanz, das vor entzündlichen Prozessen schützt.**

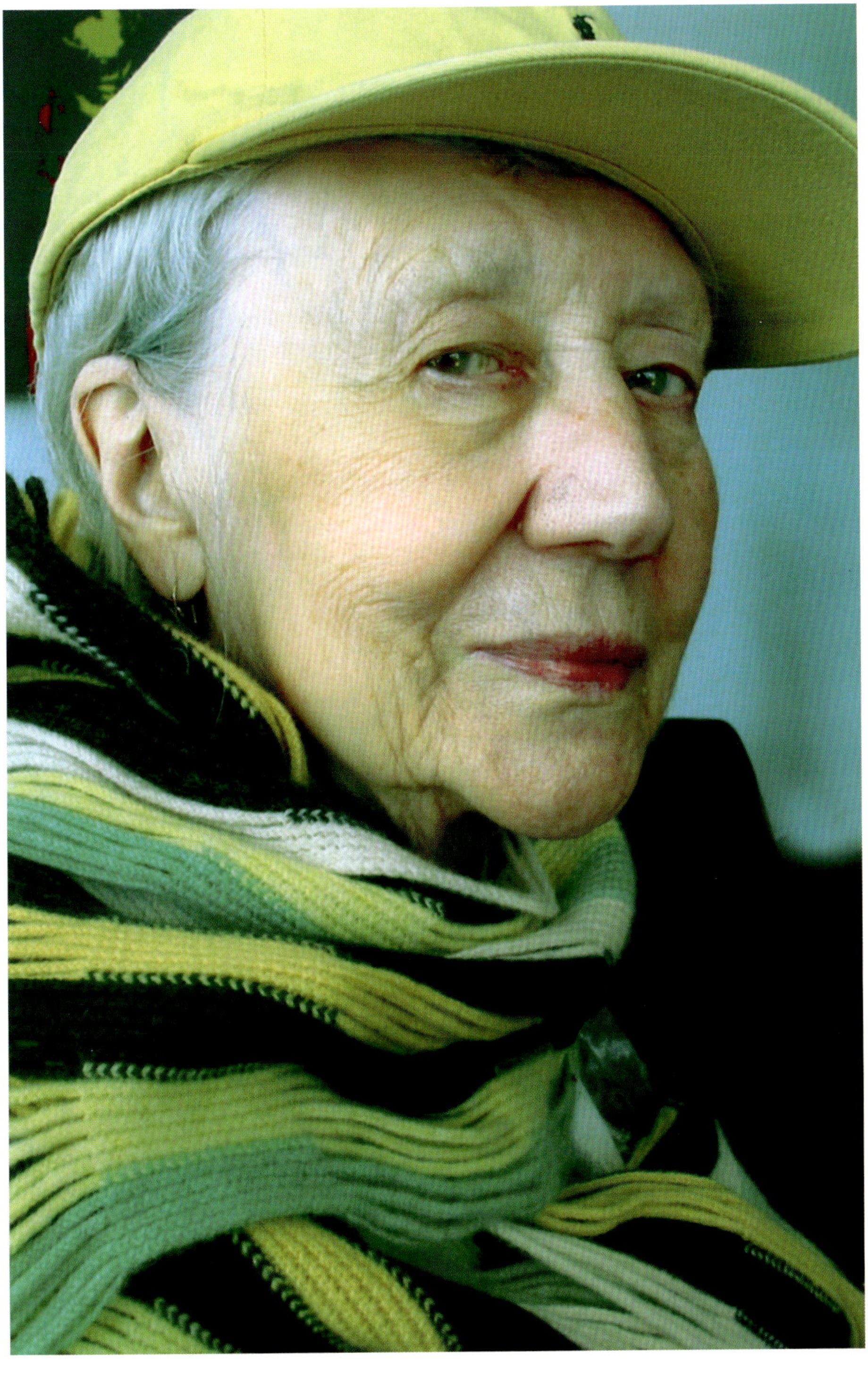

Nährstoff	Wirkung	Enthalten in
Omega-3-Fettsäuren	Schutz vor oxidativen Stress	Fetten Seefischen (Lachs, Tunfisch, Makrele)
Vitamin E	Antioxidanz, Schutz vor oxidativem Stress	Pflanzenölen (Weizenkeimöl, Oliven-, Sonnenblumen-, Maiskeimöl), Nüssen, Keimlingen von Getreide, langsam wachsenden Pflanzen wie Karotten, Kraut, hellgrünes Gemüse
Vitamin C	Antioxidanz, Schutz vor oxidativem Stress	Frischem Obst und Gemüse, Zitrusfrüchten, Hagebutten, Sanddorn, Petersilie, Schnittlauch, Brunnenkresse, Sauerkraut
Carotionoide	Antioxidanz, Schutz vor oxidativem Stress	Karotten, Spinat, Fenchel, Kohl, Marillen, Tomaten
Vitamin B_2		Vollkorn, Haferflocken, Weizenkeimen, Sonnenblumenkernen, Hülsenfrüchten, Nüssen und Schweinfleisch
Vitamin B_6	Reduktion des Homocysteinspiegels	Allen tierischen und pflanzlichen Lebensmitteln. Besonders aber in Hühner- und Schweinefleisch, Fisch, Gemüse, Kartoffeln, Vollkorngetreide
Vitamin B_{12}	Reduktion des Homocysteinspiegels	Ausschließlich tierischen Produkten wie Leber, Fleisch, Fisch, Eier, Milch und fermentierten pflanzlichen Produkten (Sauerkraut)
Folsäure	Reduktion des Homocysteinspiegels	Spinat, Salat, Spargel, Getreide, Tomaten, Gurken, Walnüssen
Selen		Fisch, Fleisch, Nüssen

Nährstoff	Wirkung	Enthalten in
Zink		Weizenkeimen, Mohn, Sesam, Kürbiskernen, Fleisch, Eiern, Milch, Käse, Fisch, Karotten, Vollkornbrot, Kartoffeln
Mangan		Nüssen, Vollkorngetreide, Hülsenfrüchten, grünem Blattgemüse, Mohn, schwarzem Tee
Polyphenole	Antioxidanz, Schutz vor oxidativem Stress	Trauben, Beeren, Zitrusfrüchten, Sellerie, Zwiebeln, Äpfeln, Blattsalaten, Kohl, Tomaten, Melanzani, Sojabohnen, Tofu, Vollkorngetreide, Samen, Nüssen, grünem und schwarzem Tee, Kakao
Phytoöstrogene	Antioxidanz, Schutz vor oxidativem Stress	Granatapfel, Rotklee, Vollkorngetreide, Hülsenfrüchten, Tofu, Sojamehl, Kohl, Leinsamen, Leinöl, Weizenkeimöl, Sojaöl
Protease-Inhibitoren	Antioxidanz, Schutz vor oxidativem Stress	Vollkorngetreide, Sojabohnen, Bohnen, Linsen
Sulfide	Antioxidans, Schutz vor oxidativem Stress	Zwiebeln, Schalotten, Lauch, Schnittlauch, Knoblauch
Phytinsäure	Antioxidans, Schutz vor oxidativem Stress	Vollkorngetreide, Ölsaaten, Hülsenfrüchten

Tabelle: spezielle Schutzstoffe, die vor der Entstehung von Demenz-Erkrankungen schützen

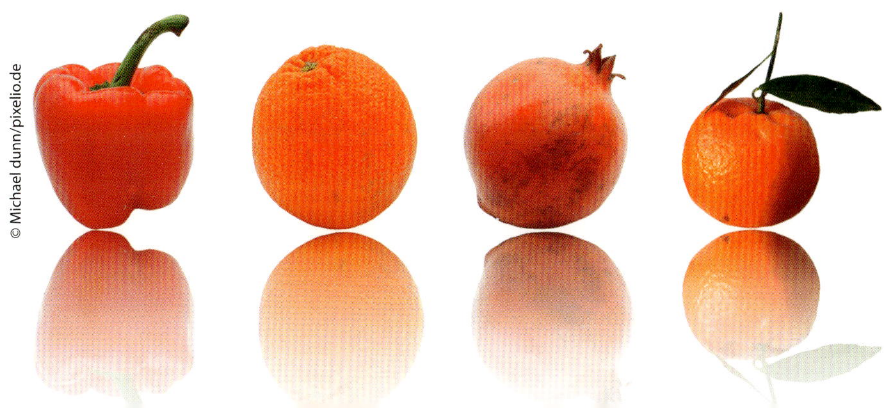

KÖRPERLICHE BEWEGUNG

Eine Vielzahl von Studien zeigte, dass ausreichend körperliche Bewegung extrem wichtig für den Gesundheitszustand des Gehirns ist. Darüber hinaus haben große internationale Studien gezeigt, dass regelmäßige körperliche Bewegung auch ein ganz wichtiger Punkt für die Produktion von Serotonin und anderen positiven Botenstoffen darstellt. Somit ist es zweifelsohne wichtig, selbstständig Präventionsmaßnahmen zu setzen, indem regelmäßig körperliche Bewegung in den Alltag eingebaut wird.

Über die Art des Sportes gibt es ebenfalls verschiedene medizinische Beobachtungen. Generell ist zu sagen, dass es keine spezifische Sportart gibt, die ganz besonders zu bevorzugen ist. Allerdings sind Sportarten mit sozialer Komponente und guter Integration im Alltag besonders günstig. Gerade die Regelmäßigkeit der körperlichen Bewegung ist für den nachhaltigen Erfolg von größter Wichtigkeit.

Ausdauersport:

Es sind somit alle Ausdauersportarten wie Schwimmen, Walken, Laufen, Radfahren, etc. eine gute Präventionsmöglichkeit. Wichtig ist die oben genannte Regelmäßigkeit mit einer Durchführung von etwa 3x wöchentlich für zumindest 40 bis 45 Minuten. Idealerweise sollte es bei diesen Sportarten auch zu einem kompletten Ausschalten aller Alltagssorgen kommen und die Fokussierung in der Zeit des Ausübens des Sports alleine auf diesem liegen. Dann ist der Sport auch eine sehr gute Möglichkeit der geistigen Entspannung und geistigen Regeneration.

Bei seelisch und mental belastenden Berufen ist es gut, wenn es im Sport zu einem Abbau von aufgebauten Aggressionen und seelischen Anspannungen kommen kann. Hier sind vor allem Kampfsportarten wie Boxen oder Ähnliches zu nennen.

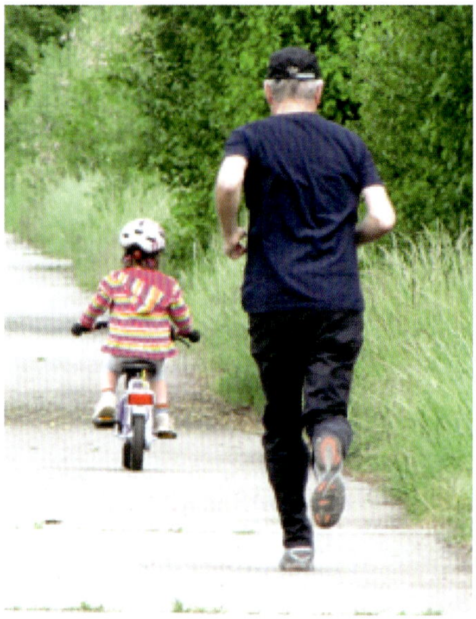

Darüber hinaus gibt es spezifische Sportarten, welche gleichzeitig die Koordination deutlich verbessern und somit auch die Rechts-/Linksverschaltung des Gehirns fördern. Eine spezielle Unterform stellt die kinesiologische Form des Brain-Gym® dar. Kinesiologie ist eine körpereigene Feedbackmethode, mit deren Hilfe unterschiedlichste Störungen der körperlichen, geistigen und seelischen Energiezustände erkannt werden und durch eine Vielzahl von Korrekturmöglichkeiten wieder harmonisiert werden. Eine besondere Form der Kinesiologie stellt Brain-Gym® dar. Diese Form der Gehirngymnastik ist insbesondere zur Konzentrations- und Aufmerksamkeitssteigerung sehr gut geeignet. Die zahlreichen kinesiologischen Verfahren und Übungen können in jedem Alter durchgeführt werden und sollten ein wesentlicher Bestandteil einer ganzheitlichen Betreuung von Patienten mit Gedächtnisstörungen darstellen.

Krafttraining:
In den letzten Jahren hat das Krafttraining in Ergänzung zum Ausdauersport eine zunehmende Bedeutung erhalten. Zahlreiche Untersuchungen haben gezeigt, dass ein 3x wöchentliches Krafttraining über einen Zeitraum von 12 Wochen auch bei Menschen über 60 Jahren noch zu einer deutlich messbaren Zunahme der Muskelfaseroberfläche und der Kraftfunktion führt. Auch Studien bei geriatrischen Patienten im Alter von 87 bis 96 Jahren konnten ebenfalls eine Zunahme der Kraft nachweisen. Darüber hinaus ist das gezielte Krafttraining auch eine der besten Vorsorgemöglichkeiten gegen Stürze im Alter. Neben dem direkten Gewinn der Muskelkraft und der Koordination dient das Krafttraining insbesondere bei Durchführung höherer Wiederholungsraten mit etwas geringerem Gewicht auch zur Förderung der Ausdauerleistung.

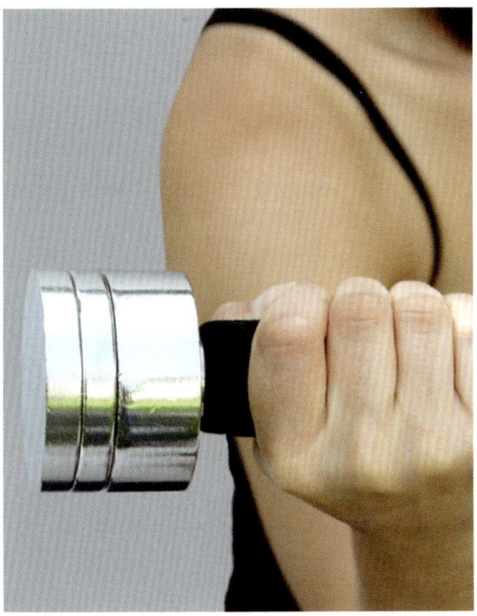

Zusammenfassend ist die Kombination verschiedener Sportarten mit insgesamter Durchführung von zumindest 3x wöchentlichen Ausdauersport idealerweise in Kombination mit Kraftsport und darüber hinaus auch speziellen kinesiologischen Bewegungsübungen ein ganz wesentlicher Baustein in der Gesunderhaltung des Gehirns.

RUHEPHASEN

Eine der wichtigsen Mitverursacher eines beruflichen Erschöpfungssyndroms, in anglisierter ausdrucksweise Burnout-Syndrom genannt, ist die fehlende Regeneration. Dies betrifft sowohl den einzelnen Arbeitstag als auch Arbeitsperioden. Das Powernapping im asiatischen Bereich zeigt, wie wesentlich kurze Erholungsphasen an einem einzelnen Arbeitstag sind und das sie generell eingehalten werden sollen. Die Kaffeepause mit eventuellem Konsum einer Zigarette und/oder einer Fast-Food-Jause ist das Gegenteil einer gesunden Regnerationsphase und sollte daher auch entsprechend vermieden werden. Gerade körperliche Übungen oder das Einsetzen gezielter Entspannungstechniken tragen sehr wesentlich zur Leistungssteigerung bei. Neben den in kleinen Zeitabständen durchzuführenden Entspannungsmethoden ist vor allem das Einhalten von Entspannungszeiten und Erholungsphasen in den Arbeitsperioden wichtig. Zumindest ein Tag pro Woche sollte komplett arbeitsfrei sein. Dies bedeutet nach Möglichkeit auch ein entsprechendes Abschalten der Medien und Unterbrechung der telefonischen Erreichbarkeit. Das Einbauen dieser regelmäßigen Ruhe- und Ausgleichsphasen ist von enormer Bedeutung und kann bei konsequenter Einhaltung nicht nur Erschöpfungszustände vermeiden, sondern auch letztlich sehr effizient zur besseren geistigen Aktivität beitragen.

Neben diesen zwischenzeitlichen Erholungsphasen sind Episoden mit Erholungsurlaub unverzichtbar. Die derzeitige Einführung von 5 Urlaubswochen ist mit Sicherheit für die Gesunderhaltung extrem wichtig. Zumindest 4 Wochen sollten der tatsächlichen Erholung dienen und nicht zur Ausübung von Nebenberufen verwendet werden. Auch wenn in einzelnen Lebensphasen, Umzug, neuer Berufsbeginn, etc., diese Urlaubsperioden vorübergehend eingeschränkt werden, so sind sie auf lange Sicht unbedingt einzuhalten und entsprechend aktiv zu gestalten. Die richtige Urlaubsplanung mit 1-3 Tagen Übergangszeit von Berufsalltag in den Urlaub ist von besonderer Wichtigkeit, denn es kann auch ein Urlaub zu einem negativem

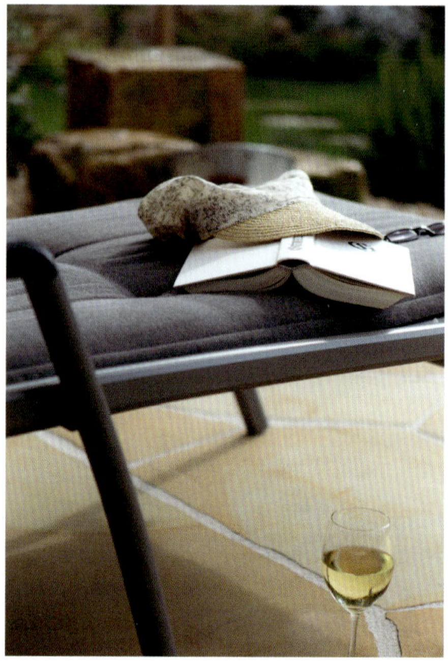

© Stefanie Salzer-Deckert/pixelio.de

Stress werden, wenn vom Arbeitsplatz direkt in eine andere Zeitzone gewechselt wird und dort ein straffes, enges Aktivprogramm beginnt, wo kaum Zeit zur Erholung vorhanden ist.

Neben diesen Erholungsphasen sind auch die einzelnen Ruhephasen des Alltages sinnvoll zu nützen. Es ist sicher nicht vermeidbar, dass an manchen Tagen die Arbeit nahezu von morgens bis zum Schlafengehen reicht, auf Dauer ist dies allerdings nicht nur schädigend für den Körper, sondern auch eine effiziente Leistungskapazitätsminderung und daher auf Dauer zu vermeiden.

Zur aktiven Freizeitgestaltung gehört eben sowohl das vorher erwähnte Einbauen von sportlichen Aktivitäten als auch von ausreichenden Entspannungszeiten.

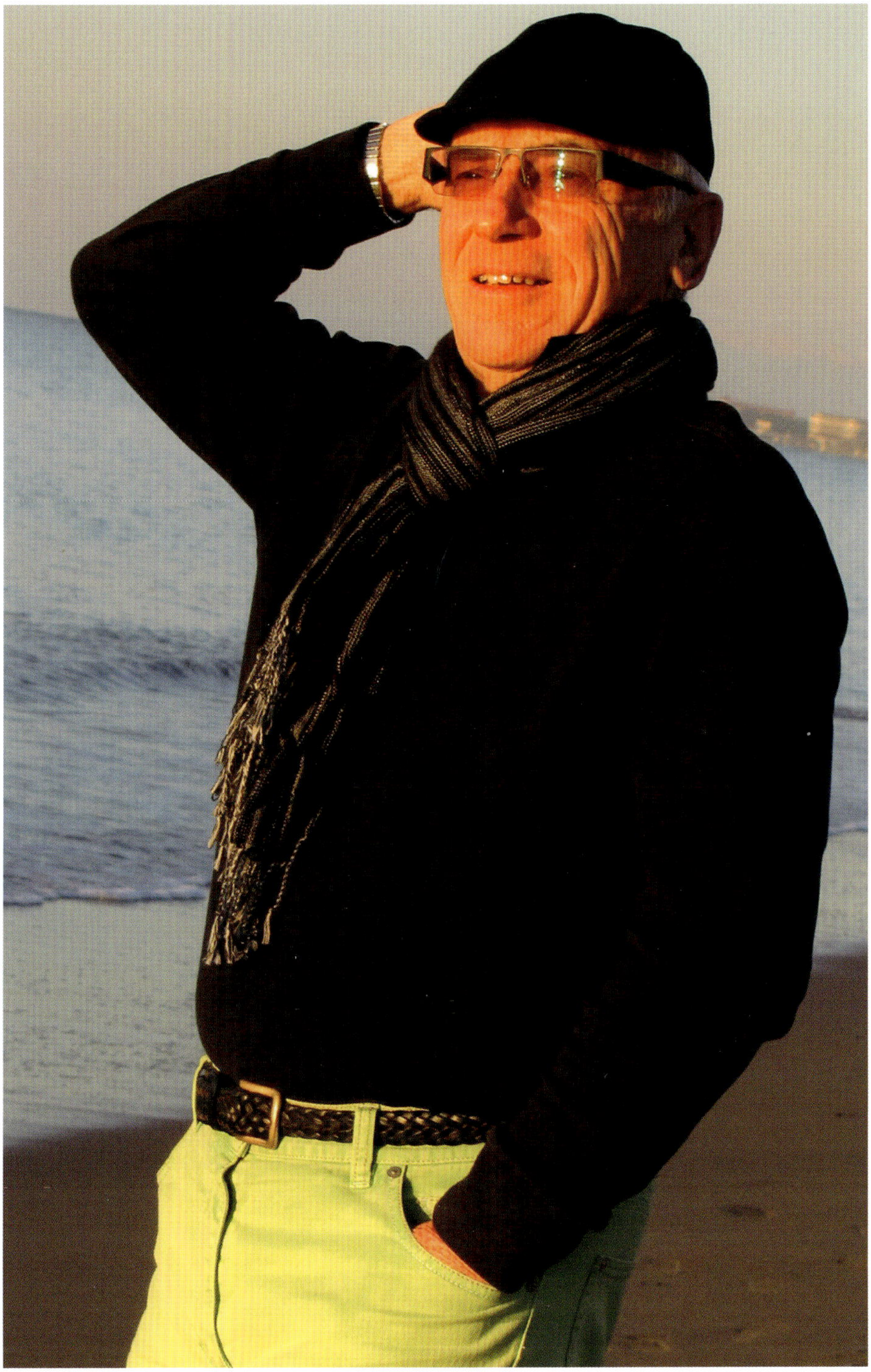

KAPITEL 7

NAHRUNGSERGÄNZUNGSMITTEL

Seit Jahren gibt es einen zunehmenden Markt für Nahrungsergänzungsmittel. Außerdem besteht parallel dazu ein steigendendes Interesse der Bevölkerung sich mit pflanzlichen Produkten präventiv gesund zu erhalten bzw. vorhandene Körperfunktionen zu verbessern. Dieser Gedanke ist prinzipiell nachvollziehbar und zu unterstützen. In sehr vielen Fällen ist jedoch die Einnahme von einem Nahrungsergänzungsmittel zur Gesundheit die einzige Gesundheitsmaßnahme und kann so aber den gewünschten Erfolg nicht bringen. Beispielhaft und etwas überspitzt dargestellt macht es keinen Sinn ein knoblauchhaltiges Nahrungsergänzungsmittel zur Vermeidung der Arteriosklerose gemeinsam mit einem Fast-Food-Essen einzunehmen. Einerseits wird das Nahrungsergänzungsmittel teilweise vom Verdauungstrakt gar nicht aufgenommen und die schädigende Nahrungsaufnahme übertrifft bei weitem die Möglichkeiten der gefäßschützenden Wirkung des Knoblauch-Präparates.

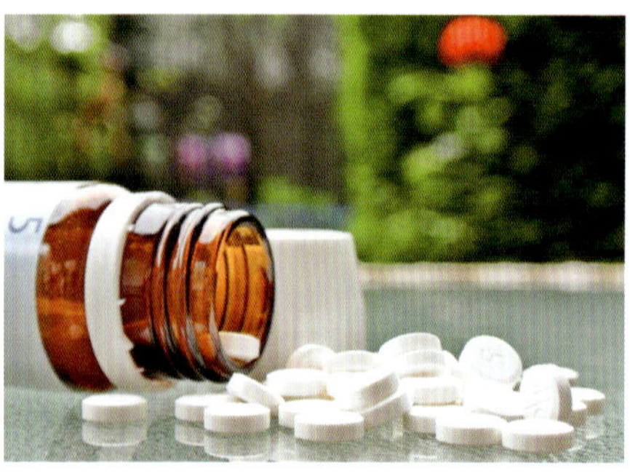

© Birgitta hohenester/pixelio.de

Eine Studie der Deutschen Krankenkasse aus dem Frühjahr 2015 zeigte, dass 3 Millionen Deutsche Medikamente einnehmen um am Arbeitsplatz leistungsfähiger zu sein. Eine andere Umfrage ergab, dass bis zu 20% aller Studenten Stimulanzien zur Steigerung der geistigen Leistungsfähigkeit schlucken. Dies betrifft aber nicht nur die Studenten sondern offensichtlich auch Lehrer und Menschen aus wissenschaftlichen Berufen. So ergab eine Erhebung des naturwissenschaftlichen Fachjournales Nature, dass einer von fünf Abonnenten des hochwissenschaftlichen Journales geistig stimulierende Substanzen, also sogenannte Neuro-Enhancer, einnimmt. „Hirndoping" wird zu einem zunehmenden Massenphänomen.

Die bestmögliche Gesunderhaltung ist immer nur, wie in den Kapitel 6 und 8 beschrieben aus einem Gesamtkonzept zu erzielen. Mit Sicherheit ist die ausschließliche Nahrungsmittelergänzungsaufnahme als gesundheitsfördernder Faktor nicht zielführend und strikt abzulehnen. Weiters ist die Aufnahme von Nahrungsergänzungsmittel nur mit Rücksprache des behandelnden Arztes sinnvoll. Auch Nahrungsergänzungsmittel oder pflanzliche Substanzen werden über unseren Stoffwechsel verarbeitet und können die Aufnahme von Medikamenten verändern. Weiters sind bestimmte Nahrungsergänzungsmittel nur in einer bestimmten Dosierung hilfreich und so manche Nahrungsergänzungsmittel sind bezüglich ihrer wirksamen Substanzen deutlich unterdosiert.

Beispielhaft wird von einem kürzlich stationär betreuten Patienten berichtet, welcher immer wieder über Übelkeit und Erbrechen geklagt hat. Bei einer Visite berichtet die zuständige Krankenschwester, dass der Patient sein Nachtkästchen voll von Nahrungsergänzungsmittel habe. Beim gemeinsamen Durcharbeiten mit dem Patienten waren es über 10 verschiedene Präparate, welche sich teilweise sich inhaltlich überschnitten haben und teilweise für den Patienten mit Sicherheit unnötige Substanzen beinhalteten. Das Absetzen aller Nahrungsergänzungsmittel führte nach zwei Tagen zur Beschwerdefreiheit des Verdauungstraktes.

Nahrungsergänzungsmittel sind sehr wohl dann sinnvoll, wenn ein bestimmtes Ziel zu verfolgen ist und hierfür alle möglichen Ressourcen ausgeschöpft werden sollen.

So können bei einer leichten Alltagsvergesslichkeit oder bei Konzentrationsstörungen mit gut zusammengesetzten Nahrungsergänzungsmittel sehr gute Erfolge erzielt werden. Auch bei jüngeren Personen sind zum besseren Lernen und Konzentrieren in Prüfungszeiten oder beruflich anstrengenden Phasen die vorübergehende Einnahme bestimmter Substanzen zur Förderung der Gedächtnisfunktion und Merkfähigkeit sehr sinnvoll. Dies aber – und hier wiederhole ich mich – nur im Gesamtkontext mit einer sonst gesunden Ernährung, ausreichender Flüssigkeitszufuhr und all den anderen Maßnahmen, welche in diesem Buch beschrieben sind.

Weiters können Nahrungsergänzungsmittel auch bei bestimmten neurologischen Erkrankungen oder bei einer Schwäche des Immunsystems gerade in den Wintermonaten mit verminderter Aufnahme von Nahrungsmitteln frischer Qualität und daraus resultierenden geringen Vitamingehalt eine wesentliche Hilfe darstellen.

Es werden nachfolgend einige, nicht alle, der Substanzen beschrieben, welchen eine entsprechende Wirksamkeit nachgesagt wird und die in entsprechenden Studien dokumentiert werden konnten.

Viele Nahrungsergänzungsmittel kombinieren pflanzliche Substanzen mit bestimmten Vitaminextrakten. Gerade für das Nervensystem und die Gehirnfunktion ist der Zusatz von einzelnen Vitamin-B-Stoffen, insbesondere Vitamin B1, B6 und B12 und Folsäure besonders hilfreich. Aber auch die antioxidative Wirkung von Vitamin E kann als Gefäßschutzfaktor und als erfolgreiches Antioxidans gut unterstützend für das Nervensystem wirken.

Neurologie und Nahrungsergänzungsmittel

- **Gedächtnisstoffwechssel**
- **Gehirndurchblutung**
- **Stimmungsverbesserung**

NAHRUNGSERGÄNZUNGS-MITTEL – GEDÄCHNIS-STOFFWECHSEL

- **Ginkgo**
- **Ginseng**
- **Omega-3-Fettsäuren**
- **Lecithin**

Ginkgo:

Diese Urpflanze, der Lieblingsbaum Goethes, seit 1730 auch bei uns heimisch, ist schon seit über 5000 Jahren in der TCM (Traditionellen Chinesischen Medizin) ein wichtiger Bestandteil der Behandlung aller möglichen Krankheiten, vor allem die Samen wurden verwendet.

In unseren Breiten wurde Ginkgo biloba durch seine Blätter (wissenschaftlich gesehen eigentlich Nadeln, die sich im Laufe der Zeit auseinander gerollt haben) beliebt, da eine besonders durchblutungsfördernde Wirkung haben. Schon in der Volksmedizin wurde Blätterbrei auf Frostbeulen aufgelegt. Die moderne Forschung ging aber noch einen Schritt weiter. Sie entdeckte vor fast hundert Jahren Flavonoide und Terpene in Ginkgo-Extrakten und erkannte die positiven Einflüsse auf die Gefäße. Mit verfeinerten Untersuchungsmethoden gelang in den letzten Jahren der endgültige Beweis der Durchblutungssteigerung.

Bis hin zu den kleinen Endgefäßen und noch kleineren Haargefäßen fördert Ginkgo den Transport wichtiger Nährstoffe zu den Zellen, was gerade im Gehirn eine Grundvoraussetzung für das richtige Funktionieren aller an einem Gedanken oder an der Erinnerung beteiligten Areale bedeutet. So können Glukose und wichtige Enzyme, welche das Kurzzeitgedächtnis und die Konzentrationsbereitschaft positiv beeinflussen, das Leistungstempo anregen und deutlich steigern.

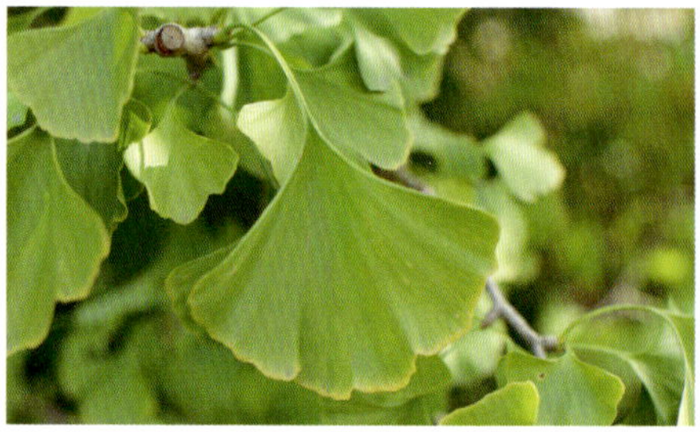

Wichtig bei der Einnahme von Ginkgo ist, dass diese über einen längeren Zeitraum regelmäßig geschieht. Zwar sind die ersten positiven Wirkungen – vor allem bei deutlichen Leistungsschwächen – schon nach drei Wochen bemerkbar, aber die Normalisierung der Fließeigenschaften des Blutes und damit die optimale Versorgung der Hirnzellen ist erst nach etwa 90 Tagen erreicht.

Ginkgo-Extrakte aus den Blättern gibt es als Tropfen, Dragees oder Injektionen.

Ginseng:

Als eines der „Zaubermittel" der Asiaten, als „königliches Kraut" bezeichnet, hat die Ginseng-Wurzel noch heute den Nimbus des geheimnisvollen Extraktes für „Ewiges Leben" und „Immerwährende Jugend". Sie wurde (und wird teilweise noch heute, je nach Sorte und Wuchs) in Gold aufgewogen, und erst spät schaffte man es, sie in Gärten zu ziehen. Davor schickten chinesische Kaiser Expeditionen in undurchdringliche Wälder, um genug davon anzuhäufen. Sie erklärten auch jede gefundene Ginseng-Wurzel zu ihrem persönlichen Eigentum.

Obwohl mit viel Mystik beladen, hat der Westen schon bald die Wurzel dieser ostasiatischen, rot blühenden Staudenpflanze als wichtiges Pharmazeutikum anerkannt. Wie die in der Wurzel enthaltenen, so genannten Ginsenoide (wurzeleigene Glykoide) das Nervensystem, den Blutzuckerspiegel und Stressaktionen allerdings genau beeinflussen, konnte erst die moderne Medizin nachweisen. So fördert Ginseng den Zellstoffwechsel und damit die Belastungsfähigkeit im körperlichen und im geistigen Bereich, vor allem bei nicht mehr ganz jungen Testpersonen: Reaktionsvermögen, Lungenfunktion und Erholungsfähigkeit verbesserten sich enorm, ebenso wie Blutdruck und Hirndurchblutung. Die Probanden schliefen viel besser, die Konzentrations- und Merkfähigkeit wurde deutlich erhöht, die geistige und körperliche Energie ebenfalls.

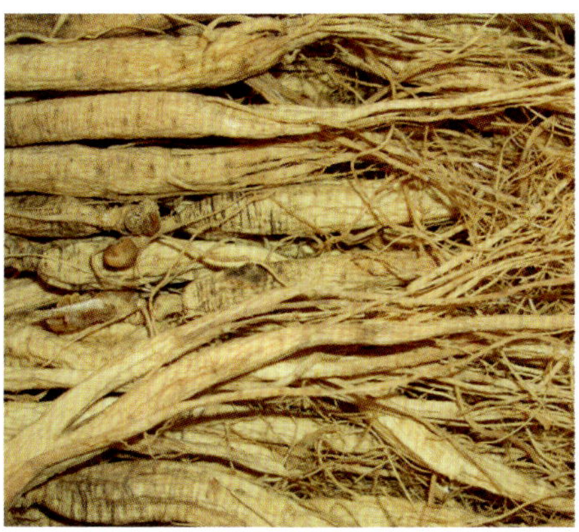

Eine richtig dosierte Verarbeitung war erst vor einigen Jahren, nach der Entdeckung der Chromatographie, möglich. Sie erlaubt eine genaue Bewertung der einzelnen Pflanzenbestandteile, die unterschiedliche Mengen an Ginsenoiden erhalten. In diesem Fall war das nicht besonders dramatisch, denn Ginseng hat keinerlei unerwünschte Nebenwirkungen – was manche Mediziner noch misstrauischer werden ließ, herrscht doch allgemein die Überzeugung, dass ein Mittel ohne Nebenwirkungen wirkungslos ist. Aber man kann dadurch die kostbare Wurzel optimal verarbeiten, und so sind Ginseng-Präparate einigermaßen erschwinglich.

Ginsengwurzel, bestehend aus den getrockneten Haupt-, Neben- und Haarwurzeln von Panax ginseng, gibt es fertig dosiert als Dragees, Kapseln, flüssiges Tonikum, aber auch als Pulver für Teeaufgüsse. Die Wirkung wird oft bereits nach drei Wochen spürbar, meist nach sechs Wochen regelmäßiger Einnahme.

Omega-3-Fettsäuren:

Eine Vielzahl von großen und sehr gut angelegten wissenschaftlichen Studien beschäftigte sich mit der Wirkung der kurzkettigen Omega-3-Fettsäuren. Diese Studien zeigten insbesondere bei zwei Bereichen aus neurologischer Sicht besonders bemerkenswerte Ergebnisse:

Die Zufuhr von Omega-3-Fettsäuren kann signifikant durch Erhöhung des Serotoninspiegels sowohl leichte Gemütsverstimmungen als auch schwerwiegende und bis dahin therapierefraktäre Depressionen verbessern. So konnte gezeigt werden, dass eine mehrmonatige regelmäßige Einnahme der Omega-3-Fettsäuren zu einer nachhaltigen Verminderung depressiver Symptome führte. Dies sowohl bei schweren Depressionen als Zusatzmedikament, als auch bei leichten depressiven Verstimmungen und/oder bei leichtgradigen kurzdauernden Depressionen als alleinige Substanz. Die kurzkettigen Omega-3-Fettsäuren dienen zur Erhöhung der Bausteine für die Synthese von Serotonin und können somit als nebenwirkungsfreie, sinnvolle Methode zur Depressionsbehandlung bezeichnet werden. Wie bei allen anderen medikamentösen und nicht-medikamentösen Möglichkeiten gibt es individuell ein unterschiedlich gutes Ansprechen und in vielen Fällen ist sehr wohl eine zusätzliche Gabe eines anderen Antidepressivums notwendig.

Da Omega-3-Fettsäuren zu den Nahrungsergänzungsmitteln zählen, ist derzeit keine Zulassung von den Krankenkassen dafür gegeben.

Darüber hinaus konnte nachgewiesen werden, dass bei sowohl leichtgradigen Gedächtnisstörungen als auch bei beginnender Demenzerkrankung vom Alzheimertyp die ausreichende Zufuhr von Omega-3-Fettsäuren zur Verbesserung der Merkfähigkeit signifikant beiträgt. Die Wirkung geht über die Verhinderung der typischen Proteinablagerungen, da diese durch oxidativen Stress vermehrt Omega-3-Fettsäuren verbrauchen und so Schädigungen reduzieren.

Neben der unmittelbaren Wirkung zur Verminderung des geistigen Abbaus sind auch zahlreiche Studien durchgeführt worden, welche die Minimierung des Risikos zur Entwicklung einer Demenzerkrankung mit regelmäßiger, hochdosierter Einnahme von Omega-3-Fettsäuren untersuchten.

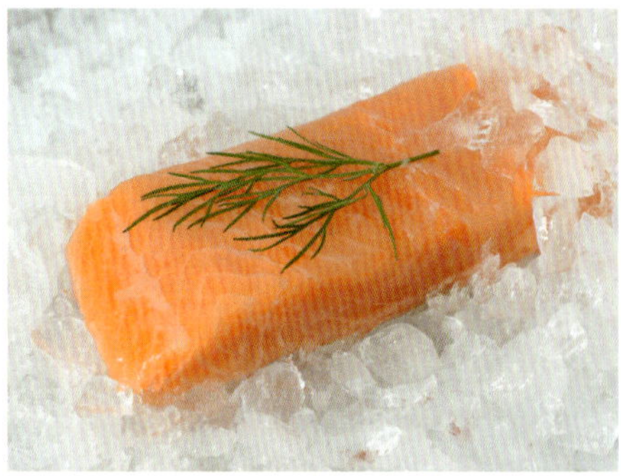

© Tim Reckmann/pixelio.de

Zunächst konnten viele Tierversuche die verbesserte Übertragung zwischen den Neuronen durch die Zufuhr der Omega-3-Fettsäuren untersuchen.

Diese Studien wurden durch große epidemiologische Beobachtungen bei Gesunden und Erkrankten unterstützt. Völker mit vermehrter Aufnahme von Omega-3-fettsäurereichen Fischen haben ein signifikant reduziertes Demenzrisiko und auch eine deutlich niedrigere Selbstmordrate.

Zahlreiche Metaanalysen von randomisierten und kontrollierten Studien zeigten, dass die ideale Aufnahmemenge unter 1,7 g Omega-3-Fettsäure, bestehend aus EPA und DHA, ideal ist. Eine höhere Zufuhr dieser Omega-Fettsäure ist nicht mehr hilfreich und kann im Gegenteil dann wiederum zu einer Verschlechterung führen.

Bei der Einnahme von Präparaten, welche Omega-3-Fettsäuren verabreichen, ist somit auf die Dosis zu achten, da manche Präparate angeben, Omega-3-Fettsäuren zu enthalten, aber in einer so niedrigen Dosis, dass eine Wirksamkeit für die oben genannten Symptome nicht vorhanden ist. Bei längerfristiger und regelmäßiger Einnahme sollte ein Präparat zumindest 300 mg pro Kapsel enthalten.

Je nach Einsatzgebiet werden Präparate mit einem ausreichenden Omega-3-Fettsäureanteil in der Präventionsmedizin 1x täglich verordnet; beim Einsatz von Patienten mit nachweislich beginnenden Gedächtnisstörungen und/oder depressiven Verstimmungen sollte eine höhere Dosis mit mehrmals täglicher Einnahme durchgeführt werden.
Auch hier gilt, dass eine entsprechende Rücksprache mit dem behandelnden Arzt sinnvoll ist.

Des weiteren ist die Omega-3-Fettsäure auch bei Kindern und Jugendlichen für die Gehirnentwicklung und zur Förderung des Lernens wichtig.

Lecithin:

Auch für Lecithin liegen Untersuchungen vor, welche auch das Ansprechen bezüglich der Gedächtnisstörungen nachweisen. Dies gilt insbesondere bei der Frühphase der Alzheimerdemenz und bei leichten kognitiven Störungen – Mild Cognitive Impairement. Eine wissenschaftliche Untersuchung zeigte, dass durch den Konsum von Lecithin neben der eindeutigen Besserung der kognitiven Parameter auch Verbesserungen im Bereich der seelischen Befindlichkeit nachzuweisen ist. Für schwerwiegende Demenzformen liegen noch keine gesicherten Daten für Lecithin vor.

Naturlecithin aus der Apotheke ist ein besonders guter Cholinlieferant; das Cholin aus dem Lecithin ist schnell verfügbar und der Aufbau von Acetylcholin nimmt zu. Außerdem nehmen wir das Lecithin in dieser Form frei von allen Nebenwirkungen auf – würde man hingegen auf Lecithin aus dem Ei oder aus Innereien zurückgreifen, müsste man auch mit erheblicher Cholesterin- und Fettbelastung rechnen.

Nimmt man nun Lecithin in entsprechenden Mengen auf, gibt es genügend Cholin und die Acetylcholin-Konzentration steigt wieder stark an. Die Gedächtnisleistung nimmt wieder zu.

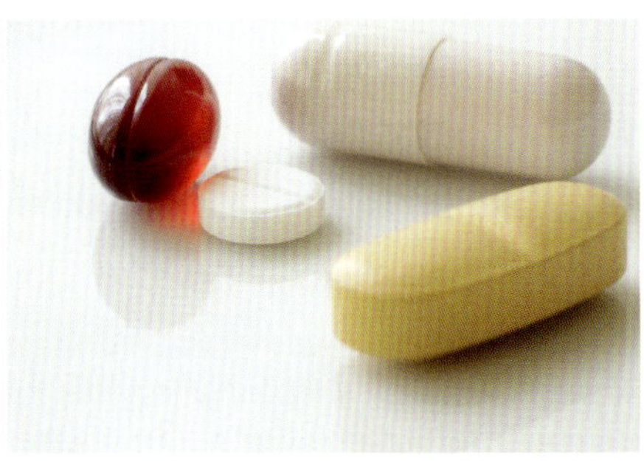

NAHRUNGS-ERGÄNZUNGSMITTEL
STIMMUNGSVERBESSERUNG

- **Melisse**
- **Johanniskraut**
- **Vitaminpräparate**
  - **Vitamin E**
  - **Vitamin B12**
  - **Folsäure**

Melisse:

Die Melisse gehört zur Familie der Lippenblütler und ist in weiten Teilen Europas, Asiens oder Nordafrikas vertreten. Die Wirkstoffe aus den Melisseblättern werden bei vielfältigen Beschwerden wie Einschlafstörungen, nervösen Magen-Darm-Beschwerden oder Herz-Kreislauf-Problemen erfolgreich eingesetzt. Melisse ist ideal in einer Dosis um 200 mg täglich. Ich selbst habe sehr gute Erfahrungen in der Kombination mit

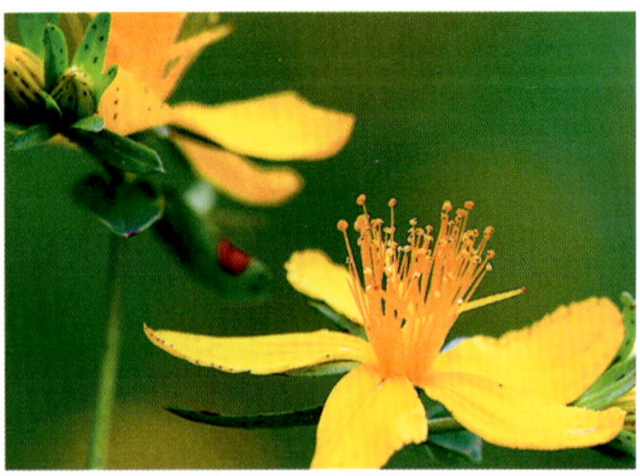

© Peters/pixelio.de

anderen für das Nervensystem dienlichen Substanzen wie Gingko, Folsäure, Ginseng, Folsäure und verschiedenen Vitaminen.

Johanniskraut:

Die Wirksamkeit von Johanniskraut zur Stimmungsaufhellung ist bekannt. Weniger bekannt ist, dass es sich zwar um ein pflanzliches Produkt handelt, aber genauso Wechselwirkungen mit bestimmten Medikamenten bestehen, welche über ein bestimmtes Enzym in der Leber, Zytocrom - P450, abgebaut wird. Es ist daher vor der Einnahme von Johanniskraut unbedingt mit Ihrem Arzt Rücksprache zu halten.

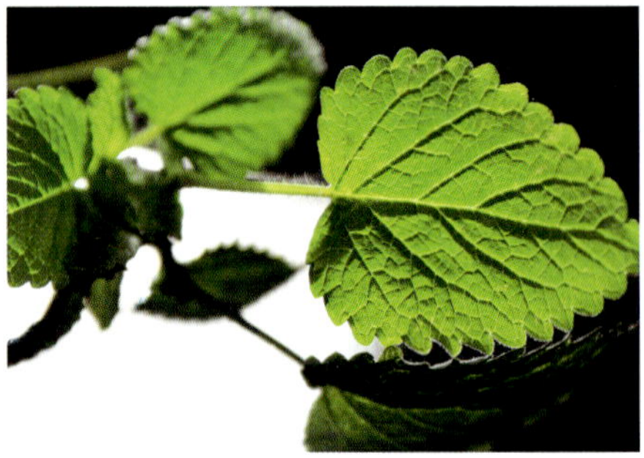

© Dr. Klaus-Uwe Gerhardt/pixelio.de

Die unterstützende Wirkung von Johanniskrauttee ist unbezweifelt und ist in dieser Dosis auch meist gänzlich unbedenklich.

NAHRUNGS-ERGÄNZUNGSMITTEL
GEHIRNSTOFFWECHSEL

Neben den Substanzen, welche unmittelbar für das Gedächtnis günstig sind, können auch zahlreiche pflanzliche Nahrungsergänzungsmittel für den Gehirnstoffwechsel günstig sein, welche die Durchblutung fördern und/oder den Herzmuskel stärken. Dazu gehören insbesondere Weißdorn, Knoblauch, Bärlauch, Meerzwiebel, Maiglöckchen, Digitalis und grüner Tee. Letzterer ist darüber hinaus auch eine exzellente pflanzliche Methode zur Steigerung von Konzentration und Aufmerksamkeit, da er als Antioxidans für die Gehirnstofffunktion wirkt.

Grüner Tee sollte ein fixer Bestandteil der Flüssigkeitszufuhr darstellen, insbesondere morgens oder in den Vormittags-/ Mittagsstunden getrunken ein guter Unterstützer für einen erfolgreichen Arbeitstag. Idealerweise sollte ein möglichst kalkfreies Wasser sprudelnd heiß gekocht werden und dann den grünen Tee nicht länger als 1,5 bis 2 Minuten gezogen werden. Speziell japanische Grüntees dürfen gar nur 1 Minute ziehen. Bei bestimmten Sorten sind aber dafür mehrere Aufgüsse anzuraten. Es ist daher die Rücksprache mit einem Pharmazeuten oder Drogisten zur richtigen Zubereitung eine oft wesentliche Hilfe zur besseren Entfaltung der Wirksamkeit.

Insgesamt enthält grüner Tee zahlreiche Vitamine, insbesondere A, B, B12 als auch Elektrolyte wie Kalzium, Kalium, Phosphorsäure, Magnesium, Kupfer, Zink, Nickel, Karotin und Fluor. Darüber hinaus ist der Gehalt an Koffein, zwar geringer als beim schwarzen Tee, aber auch für die erfrischende Wirkung verantwortlich.

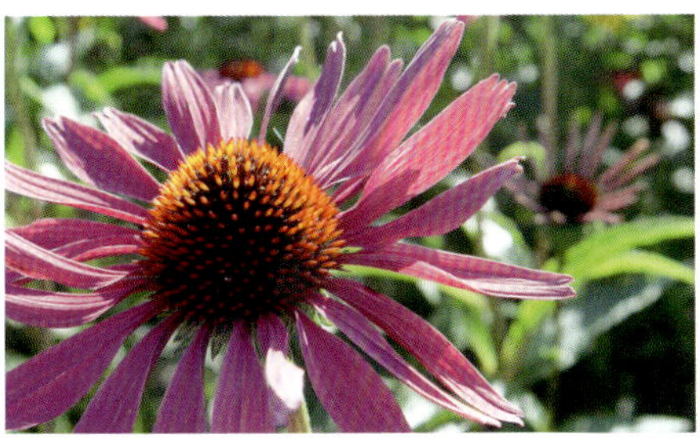

VITAMINPRÄPARATE

Vitamin B:

Die positive Wirkung der B-Vitamine auf das Nervensystem ist allseits bekannt. Trotzdem werden neuere und exakte Studien durchgeführt um diese Tatsache zu überprüfen und insbesondere für bestimmte Krankheitsbilder genauer zu untersuchen. So wurde ein großes Projekt an der Universität von Oxford in England durchgeführt, welches die Gedächtnisfähigkeit beim älter werdenden Menschen in Zusammenhang mit erhöhtem Homocysteinspiegel untersucht hat.

Homocystein ist ein Abbauprodukt von Methionin und wird an die Gefäßwände abgelagert. Es führt ähnlich wie Cholesterin zur Arteriosklerose, ebenfalls zu nachfolgenden Durchblutungsstörungen im Gehirngewebe.

Die B-Vitamine, insbesondere Folsäure, Vitamin B6 und B12 sind in der Lage den Homocysteinspiegel zu senken. Dementsprechend haben die Studien in Oxford gezeigt, dass eine 3-jährige Behandlung mit B-Vitaminen den Schrumpfungsprozess des Gehirns bei älteren Menschen um bis zu 30% senken konnte. Insbesondere bei Studienteilnehmern, welche einen erhöhten Homocysteinspiegel hatten, konnte die Schrumpfung des Gehirns um bis zu 53% reduziert werden. Vor allem die Schrumpfung der Gehirnregionen, welche besonders für das Gedächtnis verantwortlich sind, konnten unter der regelmäßigen B-Vitamin-Zufuhr bei vorher erhöhtem Homocysteinspiegel um bis zu 90% vermindert werden. Auch die entsprechenden Gedächtnistests zeigten die Auswirkung der Verminderung der Hirnschrumpfung im Alterungsprozess bei Menschen unter regelmäßiger Vitamin B6, B12 und Folsäurezufuhr.

Eine Subgruppe von Patienten erhielt auch Omega-3-Fettsäuren zusätzlich zu den Vitaminen B6, B12 und Folsäure und zeigte einen noch stärkeren Benefit bezüglich der Gedächtnisfunktionen. Daher wird meinerseits die kombinierte Verabreichung der Vitamin-B-Komplexe mit Omega-Fettsäuren, vor allem von 150 – 300mg Phosphatylserin, empfohlen.

Vitamin B ist natürlich über eine entsprechend gesunde Ernährung zuzuführen. Allerdings ist gerade in Zeiträumen mit nicht frisch erhältlichen Gemüse- und Obstsorten trotz scheinbar ausreichend gesunder Ernährung nicht immer ein genügender Vitamin-B-Spiegel zu erzielen. Darüber hinaus ist bei vielen Menschen durch Magen-Darm-Erkrankungen die Aufnahme von Vitamin B eingeschränkt oder wird durch bestimmte Medikamente vermehrt verbraucht bzw. vermindert freigesetzt.

Daher empfehle ich in der reinen Vorsorgemedizin in den Wintermonaten, zumindest November bis März, Vitamin-B-Präparate zuzuführen, idealerweise in Kombination mit Omega-3-Fettsäuren. Bei Risikofaktoren, wie Alzheimererkrankung in der Familie, höheres Lebensalter, beginnende Altersvergesslichkeit oder erhöhter Homocysteinspiegel sind Vitamin-B-Präparate in Kombination mit Omega 3 kontinuierlich durchzunehmen. Allerdings gilt, wie bei fast allem im Leben und in der Medizin, dass zu viel des Guten auch nicht günstig ist. Ein erhöhter Vitamin-B6-Spiegel kann für das Nervensystem ebenfalls schädigend sein. Daher sollte bei einer regelmäßigen Einnahme gelegentlich im Rahmen der Routineblutuntersuchung auch der Vitamin B6- und Vitamin B12-Spiegel bestimmt werden.

Die für das Gehirn, Rückenmark und Nervensystem wichtigen B-Vitamine sind Thiamin, Folsäure, Pyridoxin und Cobalamin. Jeder einzelne Mangel an einem dieser Vitamine führt zu Erkrankungen des Körpers und zu einer spezifischen Schädigung im Nervensystem. Die Auswirkungen können mannigfaltig sein und reichen von Gefühlsstörungen an Händen und Beinen über Gangunsicherheit, feinmotorische Störungen bis hin zu Koordinationsstörungen, Polyneuropathien, gravierenden Funktionsstörungen der Hirnnerven und Aufmerksamkeitsstörungen bis Bewusstseinsveränderungen. Dementsprechend ist bei der Abklärung neurologischer Erkrankungen immer auch die Untersuchung des B-Vitamin-Spiegels im Blut wesentlich.

Von größter Bedeutung - und dies haben wissenschaftliche Studien in den letzten Jahren gezeigt - ist ein ausreichender Folsäurespiegel. Folsäure ist gemeinsam mit dem Vitamin B6 und Vitamin B12 ein sehr wichtiger Gegenspieler von Homocystein. Homocystein ist eine Substanz die beim Ab- und Umbau von

Eiweißbestandteilen aus der Nahrung, nämlich der Aminosäure Methionin entsteht. Jeder Mensch muss eine bestimmte Menge, ca. 2 g Methionin aufnehmen, um andere Eiweiß-Stoffwechselvorgänge intakt zu halten. Ein Zuviel an Homocystein allerdings führt zu einer Schädigung der Gefäßinnenwand und einer übermäßigen Bildung von Arteriosklerose. In seltenen Fällen kann der verminderte Abbau von Homocystein über einen Erbschädigungsmechanismus entstehen. So wurde vor etwa 30 Jahren diese Erkrankung bei einem nach 7 Wochen verstorbenen Säugling festgestellt, bei welchem die Homocysteinwerte massivst erhöht waren, das Kind bereits in der 7. Lebenswoche an einer ausgeprägten Arteriosklerose litt und an den Folgen der zunehmenden Gefäßverstopfung verstorben ist.

Abgesehen von dieser sehr seltenen vererbbaren Stoffwechselerkrankung sind erhöhte Homocysteinspiegel durch eine falsche Ernährung bedingt und somit unabhängig von anderen Erkrankungen. Gleichzeitig konnte jedoch nachgewiesen werden, dass, wie in Kapitel 3 beschrieben, Patienten mit erhöhten Homocysteinwerten sowohl eine vermehrte Schlaganfallrate haben als auch häufiger an der Altersvergesslichkeit leiden. Größere Studien haben gezeigt, dass bei ca. 5-10% der westlichen Bevölkerung die Homocysteinspiegel zu hoch sind. Bei Patienten mit bereits vorhandenen Gefäßerkrankungen ist der Homocysteinspiegel bis zu 40% erhöht.

Die einfachste Behandlung dagegen ist ausreichende Nahrungszufuhr von Obst und Gemüse, welche ausreichend Folsäure beinhalten. Vitamin B6 und Vitamin B12 sind vor allem für die Bildung von Blutkörperchen von Bedeutung und in gleichem Maße auch für die Nervenscheiden.

Mehrere Studien konnten zeigen, dass ein Vitamin B12 Mangel zu einem signifikant erhöhten Risiko für Alzheimer-Demenz, aber auch für andere Demenzformen, wie die durchblutungsbedingte Demenz korreliert. Die exakten Mechanismen, die dazu führen, sind zwar nicht gänzlich geklärt, dürften teilweise aber auch über den Mechanismus der freien Radikale und oxidativer Schädigung an den Neuronen im Gehirn funktionieren. Der Mangel an Vitamin B12, aber auch an Vitamin B6 ist wiederum mit dem

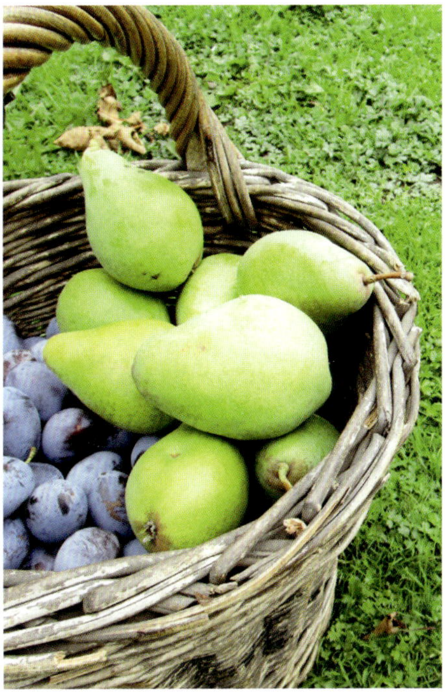

© BettinaF/pixelio.de

erhöhten Homocysteinspiegel (s. oben) verbunden und resultiert wiederum in die bereits beschriebenen Folgeerkrankungen des Gehirns.

Bezüglich der Gedächtnisstörungen konnten Studien aus den Niederlanden zeigen, dass vor allem die Geschwindigkeit der Gedächtnisprozesse und die Reaktionsfähigkeit bei Vitamin-B-Mangel herabgesetzt sind. Gleichzeitig konnte auch eine signifikante Verminderung des Hirngewebes (Hirnatrophie) bei diesen Patienten in speziellen MRT-Untersuchungen (Magnetresonanztomographien) nachgewiesen werden. In dieser fortgeschrittenen Phase (bei bereits nachweisbarer Hirnatrophie) ist es zwar noch immer sinnvoll Vitamin B mit hohen Dosierungen zu verabreichen, kann aber die bereits geschädigten Nervenzellen nicht mehr regenerieren lassen, im Unterschied zu den Frühphasen eines Vitamin B-Mangels.

Insbesondere in der älteren Bevölkerung wird ein zunehmender Mangel an allen Teilen von Vitamin B und somit ein steigender Homocysteinspiegel beobachtet. Dies liegt häufig in einem verminderten Appetit, aber oft auch an der einseitigen Ernährung älterer Menschen, was wiederum durch den Hirnstoffwechsel gesteuert wird.

Vor allem Hirnrezeptoren für opioidähnliche Endorphine und Serotonin beeinflussen das Essverhalten und das Sättigungsgefühl. Weiters dürften auch die abnehmenden Geruchsfunktionen im Alter den Appetit reduzieren und so zu einer verminderten Nahrungs- und Vitaminaufnahme führen.

Daraus ist gerade in der älteren Bevölkerung (Über 70-Jährige) ganz besonders auf eine adäquate Diät mit entsprechend ausreichender Aufnahme von Vitaminen, Mineralstoffen und Aminosäuren zu achten.

Folsäure:

Der Folsäuremangel ist mit einer Vielzahl von neurologischen Symptomen verbunden (siehe Tabelle auf Seite 89). Besonders wichtig sind Depressionen und zunehmende Gedächtnisstörungen. Diese sind häufige Symptome bei einer Vielzahl von Menschen und werden durch eine nicht veranlasste Blutuntersuchung häufig übersehen. So nimmt man sich die Chance auf eine gezielte Behandlung.

Eine Reihe wissenschaftlicher Untersuchungen in den vergangenen Jahrzehnten hat die Bedeutung von Folsäure und Vitamin B12-Mangel auf eine Vielzahl neurologischer Erkrankungen untersucht. Wir werden daher darauf im Detail eingehen.

Folsäuremangel:

Neben den beschriebenen seltenen angeborenen Folsäurestörungen sind die verminderte Nahrungsaufnahme von Folsäure, aber auch bestimmte Lebensumstände für einen Folsäuremangel verantwortlich. Situationen, die zu einem vermehrten Folsäurebedarf führen, sind vor allem die Einnahme bestimmter Medikamente gegen Epilepsie, welche nicht nur zur Behandlung des Anfallsleidens eingesetzt werden, sondern auch häufig - mit sehr gutem Erfolg - zur Behandlung von chronischen Schmerzen. Hier kann es zu einer verminderten Folsäurekonzentration im Blut und im Gehirn kommen sowie zu einer Anämie (Blutarmut), welche dann eine Reihe von Symptomen des Gehirns, insbesondere von Gedächtnisverminderung und Depression mitverursacht.

Neben diesen Medikamenten ist vor allem der regelmäßige Alkoholmissbrauch ein wesentlicher Risikofaktor zur Folsäureverminderung. Aber auch falsche Gewichtsreduktionsdiäten mit einseitiger Ernährung, aufputschende Medikamente (psychotrope Psychopharmaka) und chronische Erkrankungen mit Mangelernährung führen zu einem Folsäuremangel. Wiederholt wird von unserer Seite hingewiesen, dass es sich hier um einfach behandelbare Störungsbilder handelt, die jedoch einer entsprechenden ärztlichen Konsultation und einer folgenden Blutuntersuchung bedürfen. So zeigen Untersuchungen an psychiatrischen Abteilungen, dass – je nach Studie – 8-33% der Patienten mit depressiven Verstimmungen unter einem Folsäuremangel leiden. Diese extrem hohe Zahl – bis zu jedem 3. Patienten an einer psychiatrischen Krankenabteilung – unterstreicht nochmals die Bedeutung für eine ausreichende Zufuhr von Folsäure.

NEURO-ENHANCER

Pharmakologische Substanzen, welche die Konzentration und Gedächtnisfähigkeit des Menschen verstärken werden als Neuro-Enhancer beschrieben. Diese Substanzen wurden bis jetzt ausschließlich bei spezifischen Erkrankungen zugelassen, dann in weiterer Folge bei gesunden Menschen eingesetzt, umso eine gehirnsteigernde Funktion zu erzielen.

Krankheiten bei angeborenem Folsäuremangel (Neugeborene und Kinder)	**Krankheiten bei erworbenem Folsäuremangel (Erwachsene)**
• **Entwicklungsverzögerung**	• **Psychiatrische Auffälligkeiten** **- Depression (häufig)** **- Gedächtnisstörungen – Demenz** **- Hirnatrophie (Hirnschrumpfung)**
• **Intellektuelle Minderbegabung**	• **Blutarmut (Anämie)**
• **Gangstörung**	• **Polyneuropathie**
• **Verhaltensauffälligkeiten** • **Epileptische Anfälle** • **Polyneuropathie**	

Eine der diesbezüglich wesentlichen Substanzen ist das sogenannte Modafinil®, ein Präparat, welches bereits im 2. Weltkrieg den Fliegern für eine verbesserte Leistungsfähigkeit gegeben wurde und nach dem 2. Weltkrieg vor allem Schichtarbeitern. Dieses Präparat wurde in den 90er Jahren des letzten Jahrhunderts für die Narkolepsie – Schlafkrankheit – neuerlich untersucht und zugelassen. In weiterer Folge wurde auch bei bestimmten Erkrankungen die Zulassung zur Behandlung der Tagesmüdigkeit erstellt. Eigene ausführliche wissenschaftliche Studien haben insbesondere bei Multiple Sklerose Patienten gezeigt, dass die zusätzliche Einnahme von Modafinil® die Tagesmüdigkeit sehr gut lindern kann.

Die aktuellen Forschungen zum Einsatz dieses Präparates bei gesunden Personen zeigen, dass einzelne Untergruppen der Gehirnfunktionen junger Erwachsener bei bestimmten Aufgabestellungen stark verbessert werden können. Es ist allerdings aufgrund der Datenlage nicht gesichert, dass der Gesamtkomplex der für eine erfolgreiche Arbeitsleistung notwendigen Funktionen gesteigert werden kann. Gerade im Bereich des kreativen Denkens zeigte sich bei den Probanden eher eine negative als eine positive Auswirkung.

Zusammenfassend zum Thema Neuro-Enhancer muss gesagt werden, dass diese nicht zur Steigerung der Hirnfunktion empfohlen werden können. Auch zukünftige Forschungen und Verbesserungen bzw. die Weiterentwicklung von Neuro-Enhancern schwierig umzusetzen sein, da bei der Einführung eines neuen Medikamentes ein klar zu definierendes Krankheitsbild zugrunde liegen muss.

Dies ist bei der allgemeinen Steigerung der Gedächtnisfunktion allerdings nicht gegeben.

Leichte Gedächtnis-/Konzentrationsstörung – Was ist anzuraten?

Neben all den anderen in diesem Buch beschriebenen Maßnahmen ist bei der Einnahme von Nahrungsergänzungsmittel darauf zu achten, dass diese idealerweise mehrere Komponenten mit unterschiedlichen Substanzen in jeweils ausreichender Dosierung abzudecken hat. Es sollten einerseits Substanzen enthalten sein, welche nachweislich die Hirndurchblutung und die Gedächtnisleistung verbessern; weiters Vitamine, welche das Nervensystem gut unterstützen und zusätzliche Substanzen, welche auch die Gemütslage verbessern, wie z.B. Omega-3-Fettsäuren, Melisse oder andere. Eine Kombination dieser Substanzgruppen kann bei längerfristiger Einnahme dann zu einer nachhaltigen Verbesserung führen.

Wie bereits festgelegt, sind diese Maßnahmen immer mit ihrem behandelnden Arzt abzusprechen und sind für eine entsprechende Dauer in einer korrekten Dosis mit einer insgesamt gesunden Ernährung und ausreichender Flüssigkeitszufuhr einzunehmen.

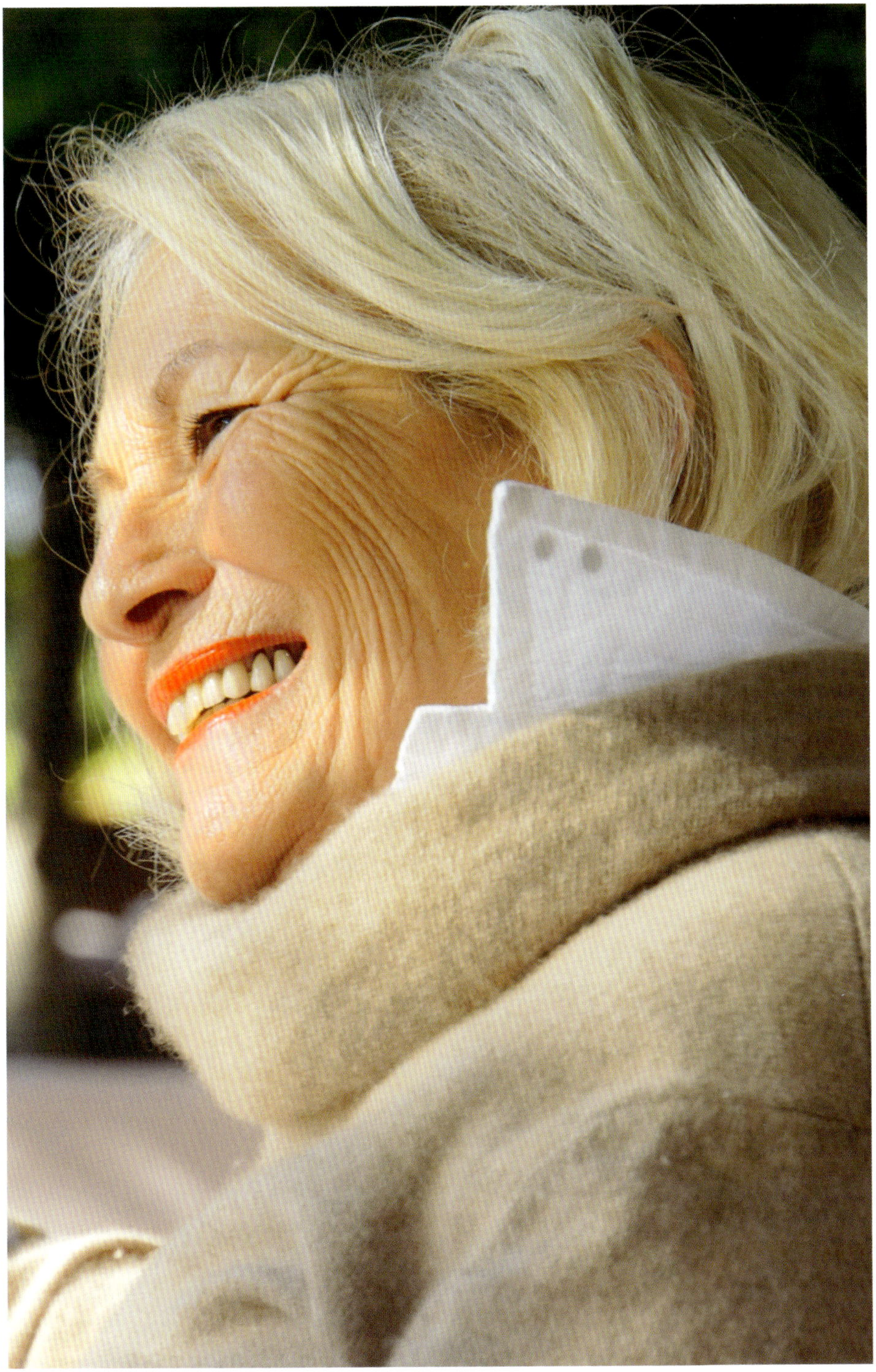

KAPITEL 8

SPEZIFISCHE PRÄVENTION VON GEHIRNERKRANKUNGEN

Es werden in diesem Kapitel zwei Krankheitsbilderherausgehoben: der Schlaganfall und die Demenz vom Alzheimer Typ. Beide Erkrankungen sind für die Betroffenen und Angehörigen ganz besonders belastend und sind in vielen Fällen, vor allem beim Schlaganfall, komplett vermeidbar bzw. zeitlich hinauszögerbar, wie die Alzheimer-Demenz. Darüber hinaus wird auch die spezifische Prävention der Arteriosklerose eigens erwähnt, da dies für zahlreiche Erkrankungen des gesamten Körpers, aber eben auch des Gehirns verantwortlich ist.

PRÄVENTION – SCHLAGANFALL

Primärprävention:

Prinzipiell gilt in der Medizin der Leitsatz, dass die Verhinderung einer Erkrankung deren beste Behandlung darstellt. Dies gilt ganz besonders beim Schlaganfall, da trotz aller Fortschritte der Medizin nach wie vor jährlich einige tausend Österreicher daran versterben. Sehr häufig kann der Schlaganfall zu einer bleibenden Behinderung führen. In Österreich leiden derzeit über 60.000 Menschen an Schlaganfallfolgen.

Etwa jeder zehnte Insult kündigt sich in Form einer vorausgehenden transitorisch ischämischen Attacke (TIA) an. Diese kurzdauernde Schlaganfallsymptomatik muss ganz besonders ernst genommen werden, und genauso intensiv durchuntersucht und behandelt werden wie ein Schlaganfall selbst, da dies meist ein Erstsymptom oder Frühzeichen für einen drohenden kompletten Schlaganfall darstellt.

Neben der TIA gibt es eine Reihe anderer Schlaganfallrisikofaktoren, welche gut dokumentiert und auch sehr gut behandelbar sind. Hier ist insbesondere der Bluthochdruck zu erwähnen, weiters eine Reihe von Herzerkrankungen, wie Vorhofflimmern, koronare Herzerkrankung, Linksherzhypertrophie, Linksherzinsuffizienz, in weiterer Folge aber auch Blutzuckerkrankheit, Rauchen, erhöhte Blutfette, Alkoholmissbrauch und körperliche Inaktivität. So hat zum Beispiel ein Patient mit Bluthochdruck ein vierfach höheres Risiko einen Schlaganfall zu bekommen als ein Gleichaltriger ohne Bluthochdruck. Gerade hier ist es möglich, durch einfache Maßnahmen, wie eine Salzreduktion um 3 g täglich oder eine medikamentöse Therapie, das Risiko bei Hochdruckpatienten um 30% zu verringern. Gleiches gilt für Patienten mit Vorhofflimmern, welche durch eine medikamentöse Blutverdünnung ihren Risikofaktor für einen Schlaganfall sogar um knapp 70% herabsetzen können. Dies soll zeigen, wie wichtig es ist, sich regelmäßig über seinen Gesundheitszustand zu informieren und in entsprechend konsequenter Weise diese Risikofaktoren zu minimieren. Vereinfacht kann gesagt werden, dass nahezu alle Folgekrankheiten der Wohlstandsgesellschaft, wie Übergewicht, Bewegungsarmut, Rauchen, übermäßiger Alkoholgenuss etc. einen wesentlichen Risikofaktor für Gefäßerkrankungen und somit für Schlaganfall aber auch Herzinfarkt und andere Gefäßerkrankungen darstellen.

Andererseits ist aber nicht jeder Schlaganfall durch Vorbeugung zu vermeiden. So ist auch mit Sicherheit ein genetisches Risiko vorhanden und eine Vielzahl von Patienten erleiden ohne jeglichen Risikofaktor ebenfalls einen schwerwiegenden Schlaganfall. Bei anderen Patienten wiederum ist trotz intensivster Diagnostik und Durchuntersuchung keine Ursache für einen stattgefundenen Schlaganfall zu finden.

Sekundärprävention:
Neben der ursächlichen Vermeidung eines Schlaganfalles (Primärprävention) ist bei vielen Patienten das Verhindern eines weiteren Schlaganfalles (Sekundärprävention) von großer Bedeutung. Hier kann dem Patienten nach der Akutphase des Schlaganfalles aufgrund der Durchuntersuchungen meist genau gesagt werden, welche Risikofaktoren ursächlich für den Schlaganfall waren und wie entweder medikamentös oder durch Änderung des Lebensstiles das neuerliche Auftreten eines Schlaganfalles zu vermeiden ist. Die Sekundärprävention gilt auch für Patienten mit Zustand nach TIA.

Die Sekundärprävention muss immer unmittelbar einsetzen, da bereits innerhalb des ersten Monats 5% der TIA-Patienten einen kompletten Schlaganfall erleiden und innerhalb der nächsten 3 Jahre jeder vierte Patient mit TIA einen Schlaganfall hat. Die Risikoerhöhung ist vor allem für jüngere Patienten beträchtlich. So haben 50-Jährige Patienten mit TIA gegenüber Gleichaltrigen ein 30-fach erhöhtes Schlaganfallrisiko, während dies bei 90-Jährigen nur fünfmal so hoch ist als bei 90-Jährigen ohne TIA. Daher muss gesagt werden, dass Sekundärprävention immer und in jedem Lebensalter wichtig ist, jedoch je jünger der Patient desto entscheidender.

Hierfür stehen zahlreiche verschiedene Medikamente zur Verfügung, welche nach exakten Richtlinien von Ihrem Neurologen, oft nach Rücksprache mit einem Facharzt für Innere Medizin, einzunehmen sind. Generell gilt, dass nach einem Schlaganfall – aber auch TIA – eine medikamentöse Prophylaxe zu erfolgen hat.

PRÄVENTION – ARTERIOSKLEROSE

Wie bereits beschrieben, ist der erhöhte Cholesterinspiegel ein ganz wesentlicher Risikofaktor für Gefäß- und somit auch für zahlreiche Gehirnerkrankungen. Die Prävention der Arteriosklerose ist aber in vielen Fällen besonders gut möglich und bedarf einer Kombination aus Ernährung und körperlicher Bewegung. Es ist zur pri-

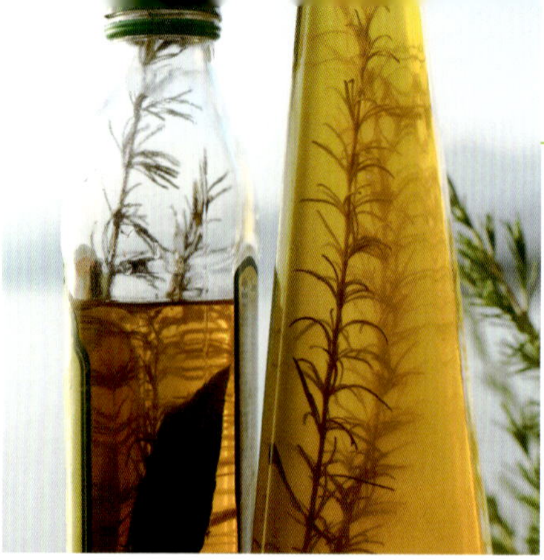
© twinlili/pixelio.de

mären Vermeidung und Reduzierung eines erhöhten Cholesterinspiegels die Umstellung der Ernährung auf eine sogenannte mediterrane Kost anzuraten. Dies bedeutet eine deutliche Reduzierung tierischer Fette und stattdessen wesentlich mehr pflanzliche Fette mit langkettigen ungesättigten Fettsäuren wie Olivenöl und Keimöle etc. zu sich zu nehmen. Zusätzlich ist eine vermehrte Zufuhr von Ballaststoffen, insbesondere in Form von Vollkornprodukten, Obst und Gemüse dringend erforderlich. Weiters sind auch Sojaprodukte eine besonders gute Möglichkeit die fettarme Diät zu unterstützen, da Sojaprodukte auch Lecithin mit einer günstigen Fettsäurezusammensetzung beinhalten. Wenn tierisches Eiweiß durch Sojaeiweiß ersetzt wird, kann das gefährliche Cholesterin, LDL-Cholesterin, um bis zu 25% gesenkt werden.

In vielen Fällen ist trotz all dieser Bemühungen eine Verminderung des Cholesterinspiegels nicht möglich und es ist dann die Einnahme von cholesterinsenkenden Medikamenten erforderlich. Wie jedes wirksame Medikament gibt es auch Nebenwirkungen. Besonders häufig können dies Muskelkrämpfe oder Muskelschmerzen sein. In der Regel werden die Medikamente problemlos vertragen und erreichen auch meist die gewünschte Cholesterinsenkung. Es ist daher eine bestmögliche medikamentöse Einstellung gemeinsam mit ihrem Arzt erforderlich. Jede diätische und/oder medikamentöse Therapie ist allerdings ohne unterstützende ausreichende körperliche Bewegung sinnlos. Dies gilt auch für ältere Menschen, selbst bei vielleicht vorhandenen schmerzhaften Gelenksabnützungen. Auch hier gibt es gute Möglichkeiten mit entsprechenden Sitzergometern oder Armergometern und anderen Varianten ausreichend Ausdauertraining durchzuführen.

PRÄVENTION– ALZHEIMERERKRANKUNG

Es besteht eine Reihe von Faktoren, welche bei der Entstehung und der Entwicklung der Alzheimerkrankheit eine Rolle

Risikofaktoren Demenz vom Alzheimertyp

- **Lebensalter**
- **Genetik**
- **Übergewicht, Bluthochdruck, Störungen des Fettstoffwechsels bzw. des Cholesterinspiegels/Kardiovaskuläre Faktoren**
- **Diabetes Mellitus Typ II**
- **Oxidativer Stress**
- **Entzündungen**
- **Depression**
- **Betreuung von Alzheimerpatienten**
- **Hyperhomocysteinämie**
- **Nikotinkonsum**
- **Alkohol**
- **Niedriges Bildungsniveau**
- **Lebensstil**

spielen. Definitive Ursachen sind noch nicht völlig geklärt und Gegenstand der laufenden Alzheimerforschung.

Lebensalter:

Das Alter ist unbestritten der größte Risikofaktor für die Alzheimerkrankheit. Die Demenz vom Alzheimertyp tritt üblicherweise ab dem 50. Lebensjahr auf, wobei die Häufigkeit der Alzheimererkrankung bei den unter 65-jährigen 3% beträgt, im Alter zwischen 80 und 90 Jahren 20% und bei den 90-Jährigen ca. 35%. Dies zeigt den kontinuierlichen Anstieg der Alzheimererkrankung mit dem Lebensalter.

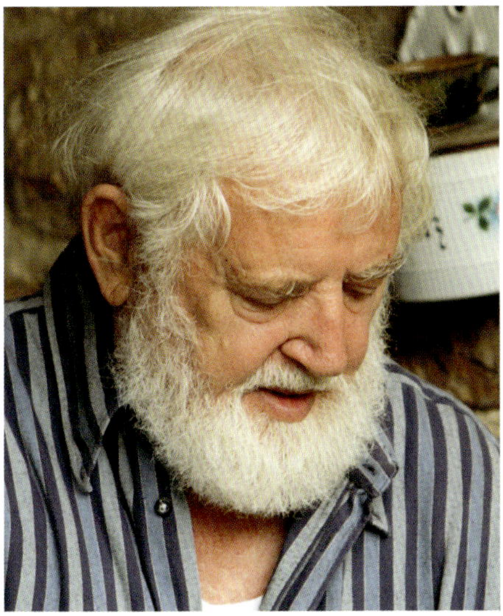

Genetik:

In seltenen Fällen ist die Alzheimerkrankheit erblich bedingt. Diese seltene familiäre Form tritt üblicherweise vor dem 65. Lebensjahr auf. Mehrere Alzheimergene wurden für diese spezifische Form in den letzten Jahren beschrieben. All diese Genveränderungen zeigen

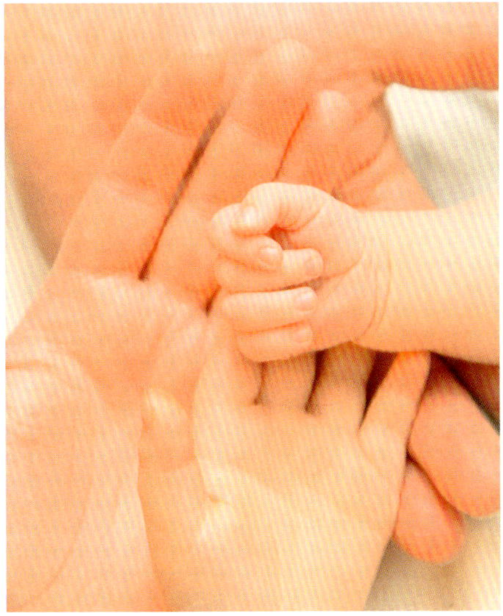

Auffälligkeiten bei den Eiweißen Präsenilin 1 und 2 sowie dem Amyloidvorläuferprotein APP. Das Gen für das Amyloidvorläuferprotein liegt auf dem Chromosom 21. Interessanterweise haben Menschen mit Down-Syndrom, Mongolismus, auch auf diesem Chromosom eine Störung. Dies kann die Häufung von Alzheimer Demenz bei Menschen mit Down-Syndrom erklären.

Personen, die nach dem 65. Lebensjahr an Morbus Alzheimer erkranken, also mehr als 97% aller Alzheimerpatienten, haben keine eindeutige genetische Ursache. Die Forschung beschäftigt sich aber bei diesen Betroffenen weiterhin sehr stark mit genetischen Risikofaktoren, welche auf bestimmten Genen des Apolipoproteins E4 und anderen Genen sitzt. Da genetische Risikofaktoren nicht die alleinige Ursache der späten Form der Alzheimerkrankheit sind, wird das Zusammenspiel von Genen und Umweltfaktoren weiterhin erforscht.

Übergewicht:

Wie bereits im Kapitel 4 beschrieben, gehört Übergewicht mit den Folgeerkrankungen Diabetes, Bluthochdruck und krankhafter Fettstoffwechsel zu den häufigsten Ursachen für die Entwicklung von Durchblutungsstörungen im Gehirn, aber auch der Demenzerkrankung vom Alzheimertyp. Die Notwendigkeit der Gewichtsreduktion bei vorhandenem Übergewicht ist aber nicht nur für diese neurologische Erkrankung wesentlich, sondern auch für eine Reihe anderer Folgeerkrankungen wie Herzinfarkt, Gelenksbeschwerden, vermehrte Bandscheibenabnützung etc.

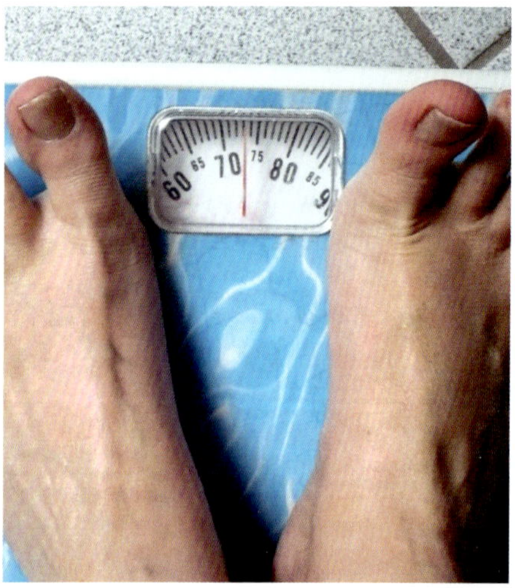

Auch hier ist die Primärprävention, also das Vermeiden von Übergewicht, die sinnvollste Maßnahme. Ein vernünftiges Wechselspiel zwischen hochwertiger Zufuhr von Nahrungsmittel mit Berücksichtigung des Kalorienbedarfs und ausreichender körperlicher Bewegung sollte möglichst stressfrei ein Normgewicht bewirken. Es ist in bestimmten Situationen eine vorübergehende Gewichtszunahme immer wieder leicht möglich und bedarf dann einer entsprechenden raschen Korrektur. Hier eignet sich das Einschalten von Dinner-Cancelling besonders gut, also keine Nahrungsaufnahme nach 17:00 Uhr. Idealerweise 1-2x wöchentlich. Dies ist auch eine sehr gute Präventionsmaßnahme bezüglich Diabetes mellitus. Darüber hinaus ist das Einschalten einzelner Entschlackungstage eine notwendige, einfache und sinnvolle Maßnahme.

Bei bereits vorhandenem Übergewicht sind die zahlreich am Markt befindlichen Diäten sehr sehr kritisch zu hinterfragen und zu beleuchten, da die meisten dieser Diäten einen großen Ping-Pong-Effekt haben und nach einer vorübergehenden Gewichtsabnahme die Gewichtszunahme viel stärker ausgeprägt ist als der vorübergehende Gewichtsverlust. Daher ist die langfristige Ernährungsumstellung die einzig sinnvolle Maßnahme zur Gewichtsregulierung. Es ist viel sinnvoller das Normalgewicht über einem Zeitraum von einem Jahr durch reine Ernährungsumstellung zu erreichen als eine Crash-Diät durchzuführen, welche sowohl während der Diätphase ungesund ist, als auch häufig zu einer Abnahme der Muskelmasse führt. Durch den zu erwartenden Ping-Pong-Effekt zeigt sich darüber hinaus kein nachhaltiger Erfolg.

Gerade bei der Ernährung glaubt ein Großteil der Bevölkerung, vieles oder gar alles zu wissen und so passieren häufig viele vermeidbare Ernährungsfehler. Daher wird dringend angeraten, die gewünschte Gewichtsveränderung nur mit Diätologin individuell nach Analyse der Ernährungs- und Lebensgewohnheiten und ausführlicher Bioimpedanzanalyse durchzuführen. Weiters sind auch die laufenden Kontrollen der Körperparameter, wie viszerales Fett, Muskelanteil, etc. für den nachhaltigen Erfolg wichtig.

Bluthochdruck:

Dieser wurde bereits im Kapitel 4 ausführlich besprochen. Gerade bei der Entwicklung der durchblutungsbedingten Demenz – vaskulären Demenz – spielt der Bluthochdruck eine sehr wesentliche Rolle. Es kommt durch den langdauernden Bluthochdruck zu einer Vielzahl „stiller" Schlaganfälle, welche dann ab einer bestimmten Menge zu einer entsprechenden Schädigung im Gehirn führen. Bei vorbestehenden jahrelangem Hochdruck ist allerdings nur eine sachte und moderate Blutdruckreduktion anzustreben. Das Ziel sollte in diesem Fall im oberen Normbereich liegen, also ca. bei 140/80 mmHg.

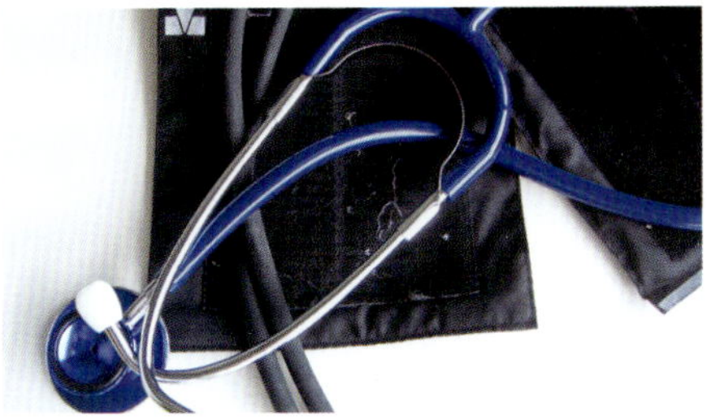

Cholesterin – Fettstoffwechselstörung:

Dieser wurde ebenfalls im Kapitel 4 bereits besprochen und die Notwendigkeit der ausgewogenen Ernährung mit ausreichenden Anteilen ungesättigter Fettsäuren und ausreichender körperlicher Bewegung zur Verbrennung der Fette betont. Auf den folgenden Seiten eine Übersicht der österreichen Gesellschaft für Diätologie:

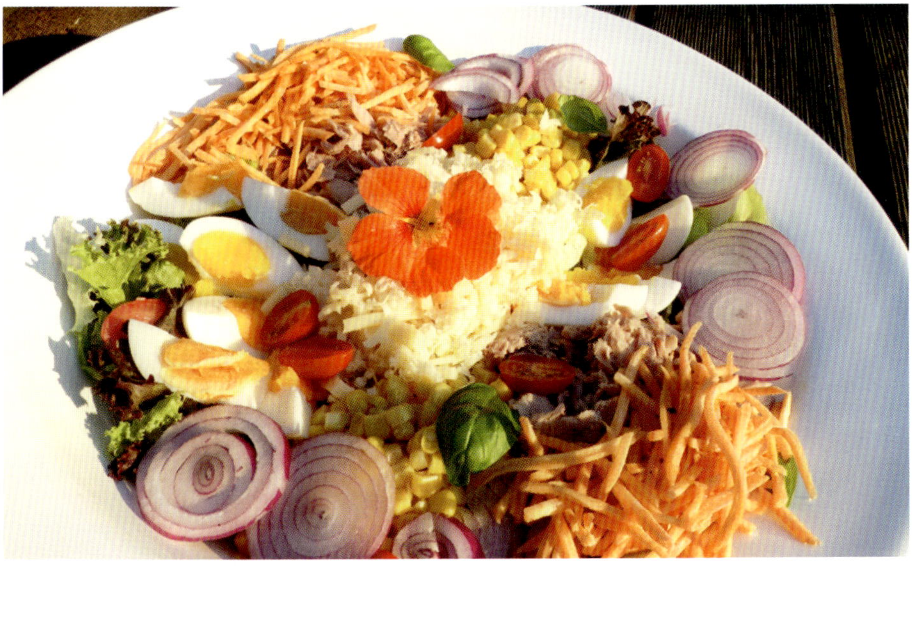

Einfach ungesättigte, mehrfach ungesättigte und gesättigte Fettsäuren

Zufuhrempfehlung laut DACH 2015:

EUFS Einfach ungesättigte Fettsäuren	10 – 13% der täglichen Energiezufuhr (E)	Daher > 1/3 der E aus Fett
MUFS Mehrfach ungesättigte Fettsäuren	7 – 10% der E	Daher 1/3 der E aus Fett
GFS Gesättigte Fettsäuren	Maximal 10% der E	Daher < 1/3 der E aus Fett

Zusammensetzung verschiedener Nahrungsfette in Prozent

Lebensmittel nach ansteigendem Gehalt an gesättigten Fettsäuren gereiht

Fettreiche Lebensmittel	Fettgehalt in 100-Gramm-Lebensmittel	Einfach ungesättigte Fettsäuren (in %)	Mehrfach ungesättigte Fettsäuren (in %)	Gesättigte Fettsäuren (in %)
Pflanzenöle				
Rapsöl	99	58	34	8
Distelöl	99,5	12,5	78	9,5
Leinöl	99,5	19	70,5	10,5
Walnussöl	99,5	17	72	11
Sonnenblumenöl	99,8	23	65	12
Olivenöl	99,6	75	10	15
Sojaöl	98,6	25	60	15
Maiskeimöl	99,9	27	58	15
Kürbiskernöl	99,5	24	54,5	21,5
Kokosfett	99	6,5	1,5	92

Fischsorten

Hering	15	56	23	21
Lachs	14	33	45	22
Schleie	0,7	53	24	23
Karpfen	4,8	53	24	23
Kabeljau	0,7	17	55,5	27,5
Makrele	11,9	43	29	28
Forelle	3,4	34	37	29
Zander	0,7	33	36,5	30,5
Thunfisch (Konserve abgetropft)	15	29	37	34
Sardinen	4,5	24	37	39

Fleisch/Fleischfett

Butter	83	32	4	64
Butterschmalz	99,5	32	4	64
Rindertalg	97	52	3	45
Schweineschmalz /-fett	99,7	47,5	11	41,5
Hühnerfett	99,9	47	24	29
Gänsefett/-schmalz	99,9	61	11	28

Zusammengestellt von Diätologin Frau Magdalena Strukul entsprechend folgender Quellen:

ACONSOFT-BKVBLS; BLS Datenbank © 2009 by Ing.Christian Pohanka

Deutsche Gesellschaft für Ernährung, Österreichische Gesellschaft für Ernährung, Schweizerische Gesellschaft für Ernährungsforschung, Schweizerische Vereinigung für Ernährung (Hrsg.): Referenzwerte für die Nährstoffzufuhr. Bonn, 2. Auflage, 1. Ausgabe (2015)

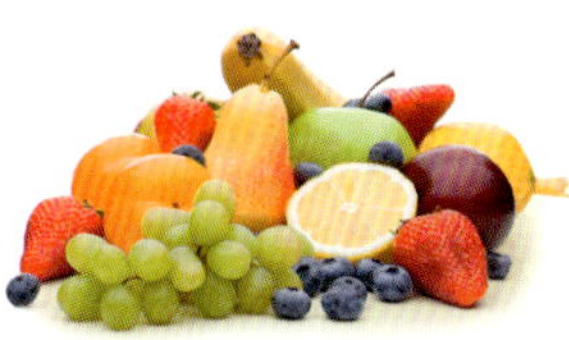

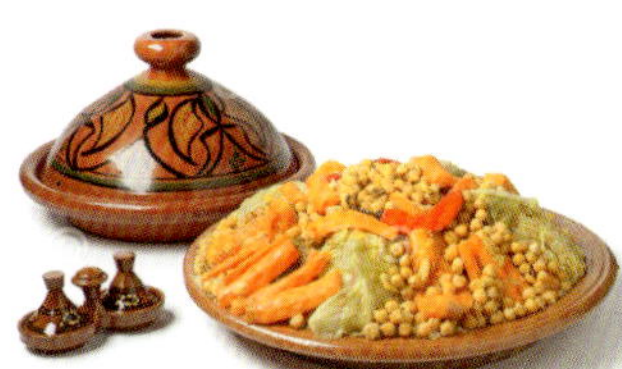

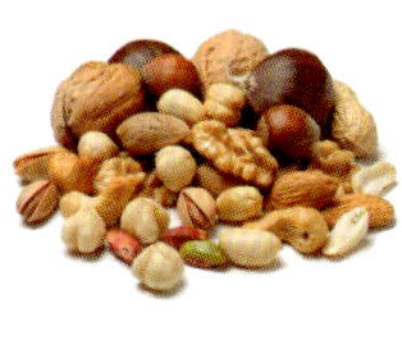

Nachfolgende Tabelle beschreibt übersichtlich günstige und ungünstige Nahrungsmittel in Bezug auf den Cholesterinspiegel

GÜNSTIG	UNGÜNSTIG
Getränke	**Getränke**
Leitungs-, Tafel-, Mineralwasser, Kräuter-, Früchtetees Light-Getränke mit maximal 5 kcal in 100 ml, wie: „Gröbi", „Keli zuckerfrei", „Mautner M. Sirup zuckerfrei, Almdudler zuckerfrei" Ab und zu stark verdünnte Fruchtsäfte: min. 1:4 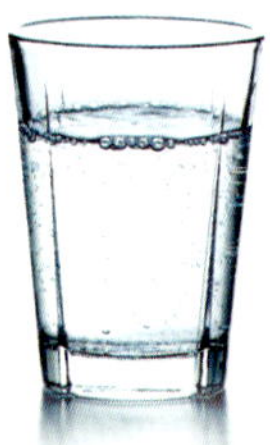	Limonaden, Eistee, Sirupe, Fruchtsäfte (auch ohne Zuckerzusatz, auch kalorienreduzierte), Alkoholische Getränke 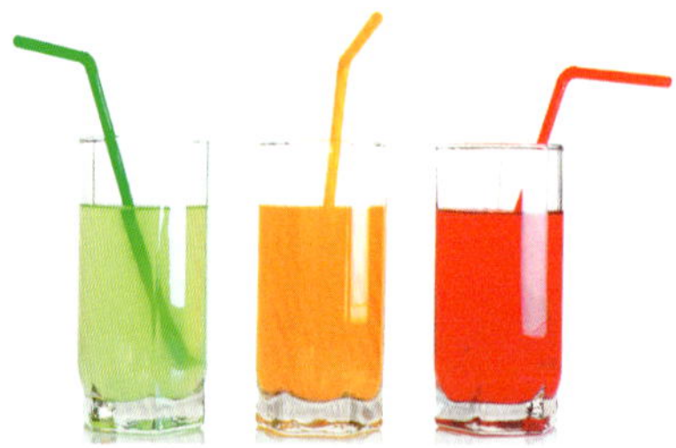
Brot und Gebäck	**Brot und Gebäck**
100% Vollkornbrot grobkörnig und mit Sauerteig, Roggenbrote aus Sauerteig, (je saftiger und je schwerer, je frischer, je mehr Körner und je höher der Sauerteiganteil, desto besser) Bei Verdauungsproblemen: fein vermahlene Vollkornbrote Achtung: Manche Brote und Weckerl enthalten kein Vollkornmehl, jedoch Zucker: der Grund für die braune Färbung (Zutatenliste beachten!) Desweiteren: Schwarzbrot, Sonnenblumenbrot, Mischbrot	Laugengebäck, Speckweckerl, Pizzabrötchen Brot und Gebäck aus Weißmehl (Semmel, Sandwich, Baguette, Zwieback) 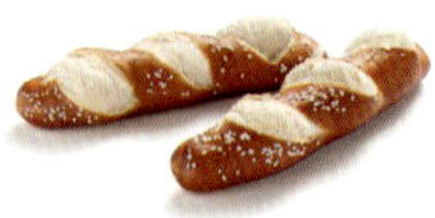 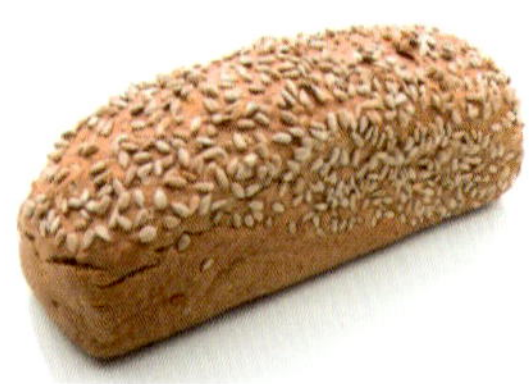

Sojaprodukte: 1 – 2 Portionen pro Tag, anstelle einer Fleischmahlzeit, Milchproduktmahlzeit,...

GÜNSTIG

Sojaprodukte

Der Austausch von tierischen Lebensmittel durch Sojaprodukte kann zu einer Senkung des Serum-Cholesterin- und -Triglyceridspiegels führen: Grund dafür sind die enthaltenen **Isoflavonoide**

(Dazu gibt es einige gute Studienergebnisse - Univ. Prof. K. Widhalm)

Produkte:

Sojamilch zuckerfrei oder zuckerarm

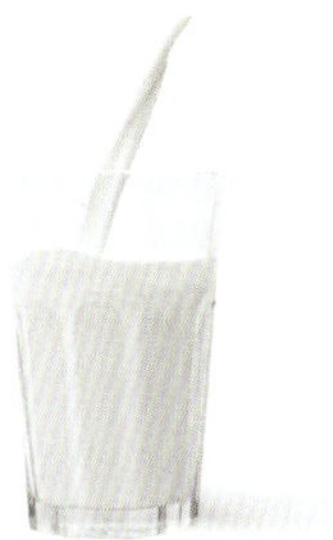

Sojadrink zuckerfrei: light In 100 ml:	Sojadrink zuckerfrei: light In 100 ml:
EW: 3,3 g	EW: 2,1 g
KH: 0,2 g	KH: 2 g
Fett: 1,8 g	Fett: 1,2 g

Naturjoghurts
Alpro Soja Cusine light
Joya Soja Finesse

Tofu
Sojawürste

UNGÜNSTIG

Sojaprodukte

Sojadrinks mit Zucker, Vanillegeschmack, Schokoladegeschmack,...

Fruchtsojajoghurts mit zugesetztem Zucker

Sojacremes mit Zucker

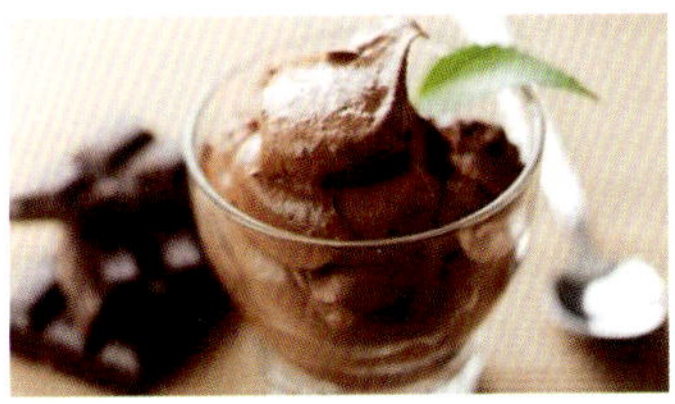

GÜNSTIG	UNGÜNSTIG
Beilagen	**Beilagen**
Kartoffeln: Süßkartoffeln heurige Kartoffeln im Ganzen, mit der Schale gekocht 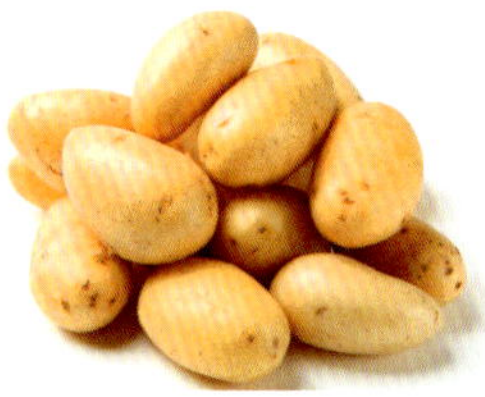	**Kartoffeln:** Mehlige Kartoffeln, Püree, Backrohr-Pommes 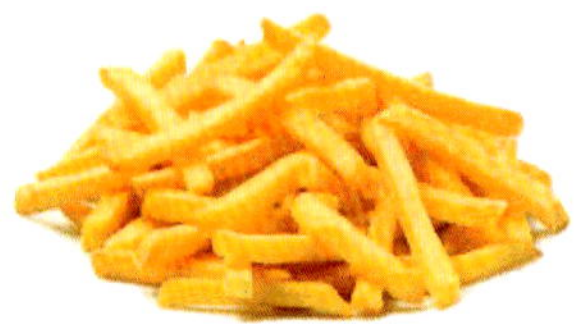
Teigwaren („al dente“ gekocht): Hartweizenteigwaren ohne Ei, Vollkornteigwaren, Reisnudeln	**Teigwaren:** Instant Nudelgerichte, glutenfreie Teigwaren Eierteigwaren 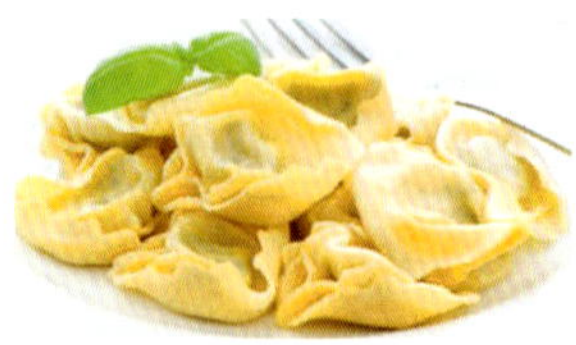
Getreide, sonstige Beilagen: Ganzes Korn: Gerste, Buchweizen, Perlweizen, Quinoa, Vollreis, Wildreis, Dinkel, Getreidemischung, Langkornreis, Haferflocken roh, Flockenmischung ohne Zucker, ohne Trockenobst Gnocchi, Grieß, Basmati Reis, Hirse, Polenta, Knödel und Spätzle aus Vollkornmehl 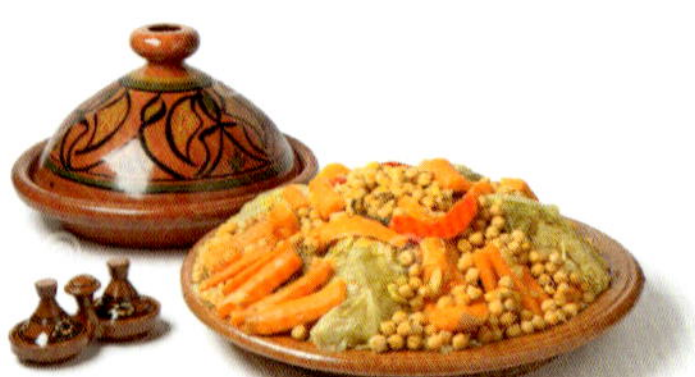 Cous Cous	**Getreide, sonstige Beilagen:** Rundkornreis, Jasminreis, Mehlsaucen, Grammelknödel, Cornflakes, Müsli mit Trockenobst, Maltodextrin 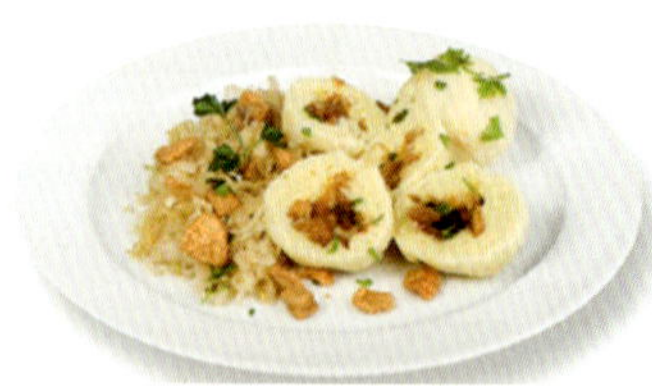

Gemüse, Salat: unbegrenzt, am besten reichlich, zu jeder Hauptmahlzeit

GÜNSTIG	UNGÜNSTIG
Gemüse, Salat	**Gemüse, Salat**
Alle Sorten, roh oder tiefgekühlt, roh oder gegart 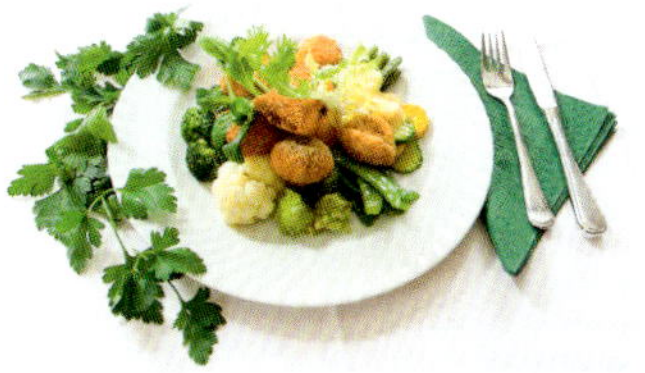	Eingebranntes Gemüse, gebackenes Gemüse, Gemüsefertiggerichte mit Obers- und/oder Butterzugabe, Gemüsekonserven (hoher Salzgehalt) 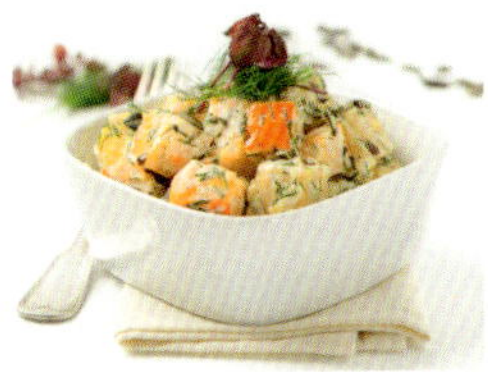
Obst: 2 – 3 Portionen pro Tag	**Obst:**
Erdbeeren, Brombeeren, Heidelbeeren, Stachelbeeren, Johannisbeeren, Maulbeeren, Äpfel, Birnen, Kiwis, Orangen, Mandarinen, Grapefruits, Melone, Pfirsiche, Nektarinen, Papaya, Kumquat, Tamarillo, Litschi, Mango, Karambole, Kiwano, Ananas, Rhabarber Sparsamer, denn sehr süß: Bananen, Weintrauben, Feigen, Marillen, Ringlotten, Kirschen, Zwetschken, Kaki 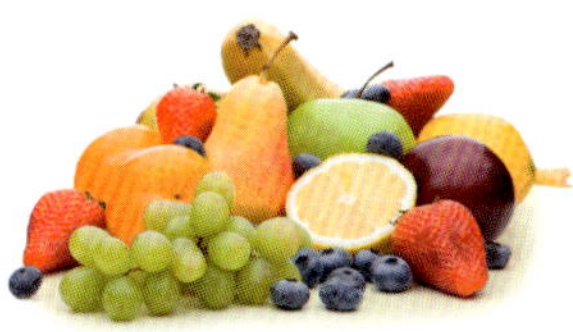 In **kleinen** Mengen bei Übergewicht: Nüsse, Mandeln, Maroni, Avocado, Oliven 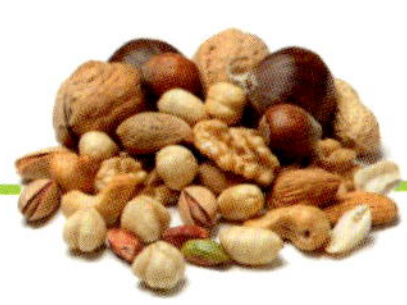	Getrocknete Früchte, Kandierte Früchte, gezuckerte Obstkonserven, Datteln 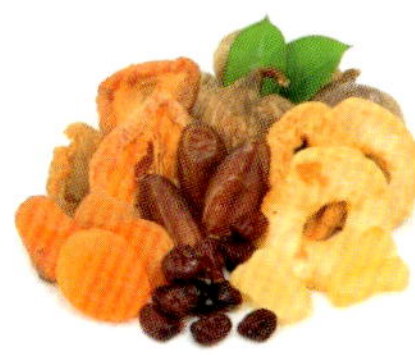

GÜNSTIG	UNGÜNSTIG
Milch und Milchprodukte	**Milch und Milchprodukte**
2 – 3 Portionen pro Tag Milch (Magermilch, Halbfettmilch, Leichtmilch), Buttermilch, Naturjoghurt **2% und darunter**, Diabetikerjoghurts mit maximal **1% Fettgehalt** In kleinen Mengen: Vollmilch (z.B. für den Kaffee). Sauerrahm: 1-5% Fett Topfen (vorwiegend Magertopfen, Topfen mit **10% F.i.Tr.**) Käse: in der Regel nicht über **35% F.i.Tr.** (= **15% Fett absolut**): fettreduzierte Käsesorten von Spar, von Schärdinger, von Hofer u.v.m. 	Milch und Milchprodukte Creme fraiche, Schlagobers, Kaffeeobers, gezuckerte Joghurts (z.B. alle herkömmlichen Fruchtjoghurts) Topfen über 20% F.i.Tr. Käse mit Fettgehalt über 35% F.i.Tr.: Emmentaler, Gouda, Brie, Butterkäse, Gervais, Camembert, Gorgonzola, etc. 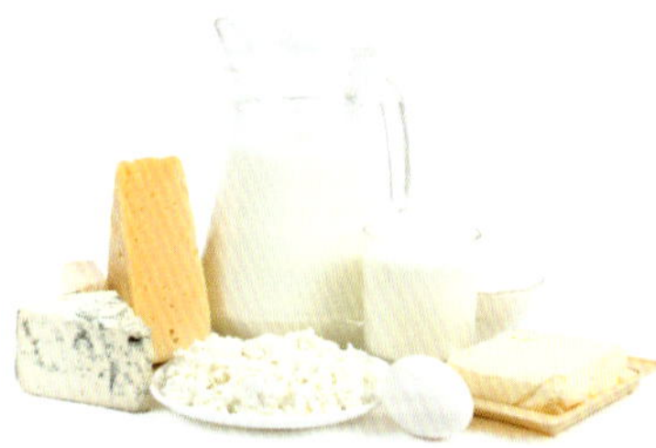
Fisch	**Fisch**
günstig 2x pro Woche fettreicher Seefisch: Lachs, Makrele, Sardinen...(wegen positiver Effekte der ω-Fettsäuren: Docosapentaensäure, Eicosapentaensäure) Fettarme Fischsorten: Scholle, Kabeljau, Zander, Forelle, Seelachs, Hecht, etc.	Fischkonserven in Oberssaucen Gebackener Fisch 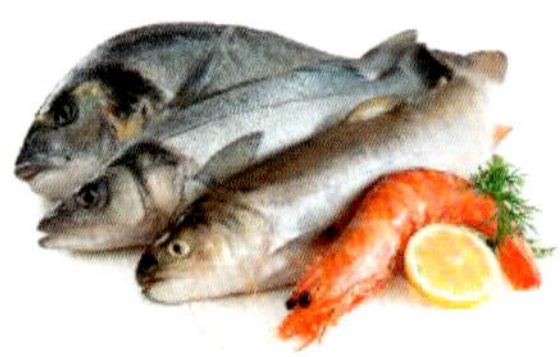

GÜNSTIG	UNGÜNSTIG
Fleisch und Fleischwaren	**Fleisch und Fleischwaren**
bis 10% Fett, maximal 15% Fett bei Würsten Magere Fleischsorten von Rind, Kalb, Schwein, Pferd, Lamm, Wild, Pute und Huhn ohne Haut. Schneiden Sie die Fettränder und sonstige sichtbare Fettteile immer weg! Für Faschiertes: Ausgewähltes mageres Fleisch faschieren lassen, oder selber faschieren, ab und zu wird mageres Faschiertes angeboten (auf den Fettgehalt achten!) Schinken (ohne Fettrand), Krakauer, Rindersaftschinken, Geflügelwurst, kalter magerer Braten, mageres Geselchtes 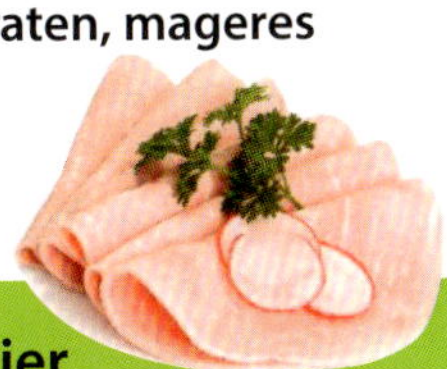	Marmorierte (mit Fett durchzogene) Fleischsorten, Innereien, Gans, Ente **Achtung bei Faschiertem: ist oft sehr fett!** 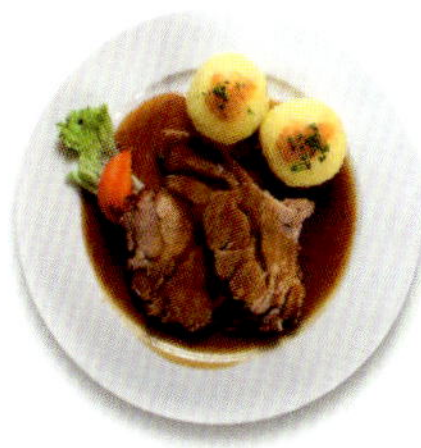 Der größte Anteil der erhältlichen Wurstsorten: Extrawurst, Speck, Salami, Kantwurst, Wiener Wurst, Käsewurst, Leberkäse, Polnische, Pariser Wurst, etc.
Eier	**Eier**
ab und zu, zirka 2 – 3 Eidotter pro Woche (Es zählen dazu auch die Eidotter, die in Speisen enthalten sind) Hartgekochtes oder weiches Ei Wenn Sie ab und zu eine Eierspeise zubereiten, nehmen Sie nicht mehr als einen Eidotter! 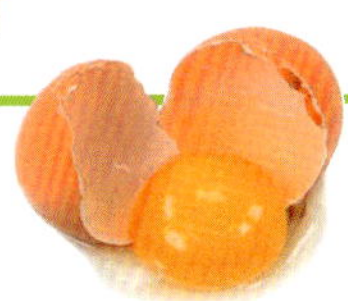	Ham & Eggs, Eiersalate, Eieraufstriche, gefüllte Eier 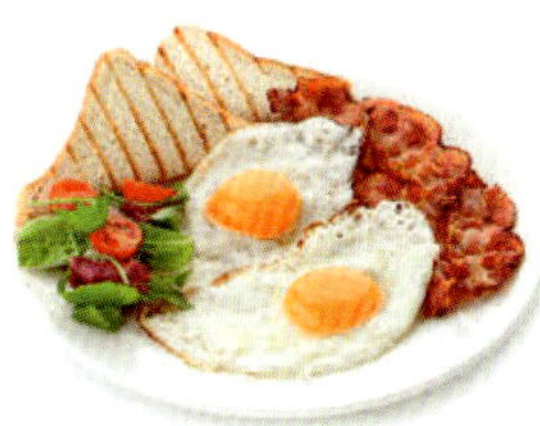

GÜNSTIG	UNGÜNSTIG
Öle und Fette	**Öle und Fette**
sparsam **Rapsöl, Olivenöl: besonders günstig!** Maiskeimöl, Sonnenblumenöl, Kürbiskernöl, Leinöl, Sojaöl, etc. Becel-Margarine, Vita-Margarine Streichgenuss	Schmalz, Enten- und Gänsefett, Frittierfette, Kokosfett, Kakaobutter, Palmkernfett Butter 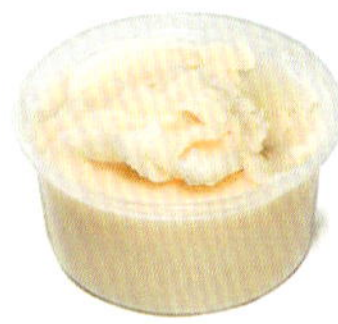 Pflanzenölmischungen (z.B. Bona-Öl)
Süßigkeiten, Mehlspeisen, Zucker	**Süßigkeiten, Mehlspeisen, Zucker**
Mit Süßstoff zubereitete Mehlspeisen (z.B. Strudeln, etc.) Magere Topfencremen, Puddings und Mus sowie Kompotts mit Süßstoff gesüßt 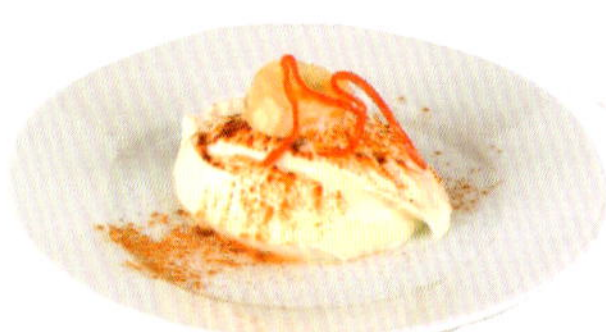 „Normale Süßigkeiten" in kleinsten Mengen, nur für den Gusto. Langsam im Mund zergehen lassen. Marmeladen mit hohem Fruchtanteil und niedrigem Zuckergehalt	Alle „normalen Süßigkeiten", in größeren Mengen Diabetikerwaren Zuckeraustauschstoffe (Sorbit, Sionon, Fruchtzucker) Normale Marmeladen in größeren Mengen Honig **Haushaltszucker (Saccharose), Milchzucker (Laktose), Fruchtzucker (Fruktose), Schleimzucker (Galaktose), Traubenzucker (Dextrose oder Glukose). Immer auf die Zutatenlisten achten!**

Neben diesen Einzelinformationen sind folgende Grundregeln in Bezug auf den Fettstoffwechsel wichtig:

Gemüse-, Salatportion = unbegrenzt
Geeignete Beilagen-, Brot-, Gebäckportion
reichlich Obst = 2 - 3 Portionen am Tag
(1 Portion Obst = eine handvoll, 1 Portion Beerenobst = 200g)
1 Portion Magermilchilch, Magerjoghurt oder Buttermilch: 150 – 250g
1 Portion Magerkäse = 30 – 50g
1 Portion Fisch = 150g roh gewogen
1 fettarme Fleischportion = 100 – 120g roh gewogen
Eier: 2 bis 3 Eidotter pro Woche
1 Portion Schinken = 30 – 50g
Sichtbares Fett: 2 - 3 EL pro Tag (Mindestens 2 Esslöffel davon sollten hochwertiges Pflanzenöl sein!)
Täglich 1 – 2 Portionen eines Sojaproduktes anstelle einer Milchprodukt- oder Fleischmahlzeit

Blutzuckererkrankung:

Viele Alzheimerforscher bezeichnen die Erkrankung als „Typ-3-Diabetes". Mit dieser Bezeichnung zeigen die Forschungsgruppen den klaren Zusammenhang zwischen Insulinstoffwechsel und geistiger Leistungsfähigkeit. Die Alzheimerkrankheit ist durch einen niedrigen Insulinspiegel im Blut und einer Insulinresistenz im Gehirn gekennzeichnet. Die Schädigung der Gefäße mit Beeinträchtigung der Durchblutung im Gehirn ist einer der Risikofaktoren für die Entwicklung einer Demenz.

Wer bereits im mittleren Lebensalter an Diabetes erkrankt, hat ein deutlich erhöhtes Risiko an einer Demenz zu erkrankung. Das gilt sowohl für die Demenz vom Alzheimertyp als auch für die vaskuläre Demenz. Die Erkrankung allein ist nicht so entscheidend, wie die leider oft ungenügende Blutzuckersenkung in den normalen bzw. bestmöglichen Bereichen.

Bei bereits vorhandener Blutzuckererkrankung gilt der Leitsatz, dass die bestmögliche Diabetestherapie auch eine ganz wichtige Demenzvorbeugung darstellt. Die langfristige und konsequente Behandlung der Diabeteserkrankung ist die daher unumgänglich, um das Auftreten der Alzheimerkrankheit entweder hinauszuzögern oder im besten Fall ganz zu vermeiden.

Dass neben der richtigen medikamentösen Einstellung bzw. Insulineinstellung die körperliche Bewegung und Ernährung die wichtigsten Faktoren sind, wurde bereits weiter oben beschrieben.

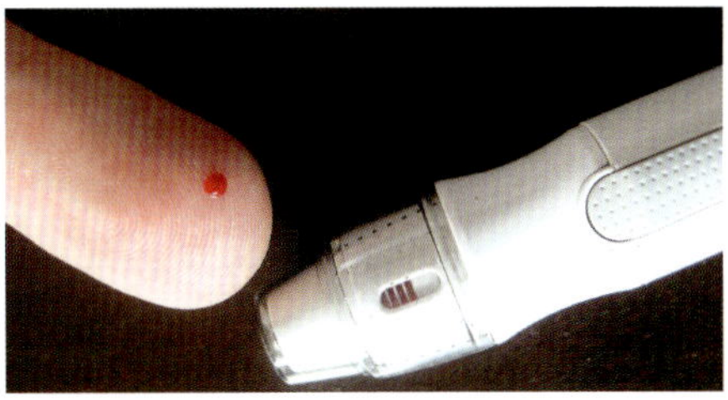

© Michael Horn/pixelio.de

Nachfolgende Tabelle gibt eine übersichtliche Hilfe zur richtigen Ernährung bei Diabetes mellitus (Typ 2):

GÜNSTIG	UNGÜNSTIG
Getränke	**Getränke**
Leitungs-, Tafel-, Mineralwasser, Kräuter-, Früchtetees, Light-Limonaden: **mit maximal 5 kcal in 100 ml z.B. Fruchtsirup Mautner Markhof 0% Zuckerzusatz** (Sorten: Himbeer, Johannisbeer, Pfirsich-Maracuja, Holunderblüte) 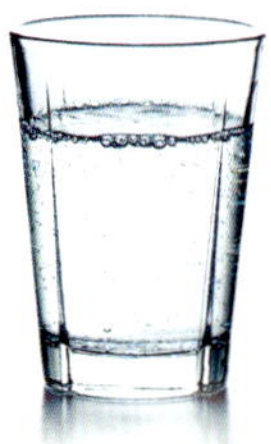	Limonaden, Sirupe, Fruchtsäfte (z.B. Orangensäfte (auch ohne Zuckerzusatz, auch kalorienreduzierte) 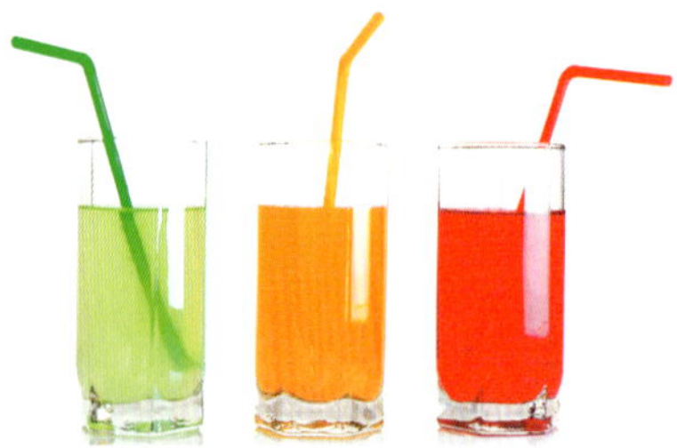
Brot	**Brot**
Am besten: 100 % Vollkornbrot grobkörnig und mit Sauerteig, Roggenbrote aus Sauerteig, (je saftiger und je schwerer, je frischer, je mehr Körner und mit Sauerteiganteil, desto besser) 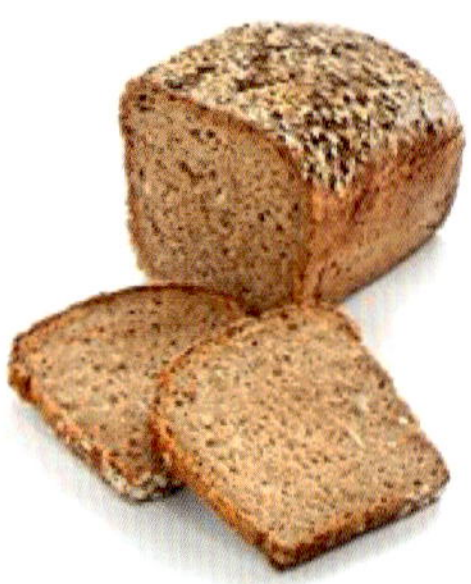 **Außerdem günstig:** Schwarzbrot	Laugengebäck, Speckweckerl, Pizzabrötchen Brot und Gebäck aus Weißmehl (Semmel, Sandwich, Baguette, Zwieback) 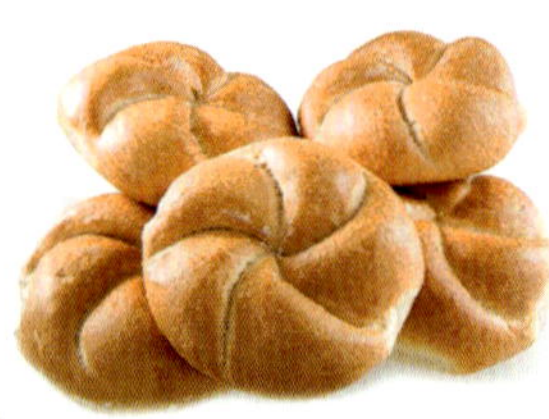

Beilagen: am besten, immer in Kombination mit Gemüse/Salat essen:	
GÜNSTIG	**UNGÜNSTIG**
Beilagen	**Beilagen**
Kartoffeln: Besonders günstig: **Süßkartoffeln** Außerdem günstig: heurige Kartoffel ganz, mit Schale gekocht 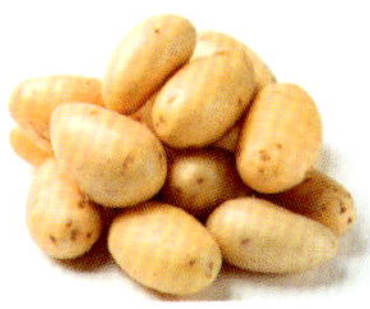	**Kartoffeln:** mehlig, Püree, Bratkartoffeln, Ofenkartoffeln, Backrohr-Pommes 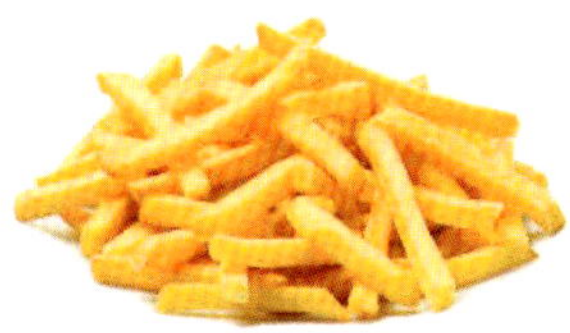
Teigwaren („al dente“): Hartweizenteigwaren ohne Ei, Mungobohneneteigwaren, Vollkornteigwaren	**Teigwaren:** Instant-Nudelgerichte, glutenfreie Teigwaren
Getreide, sonstige Beilagen: Ganzes Korn: Gerste, Buchweizen, Perlweizen, Quinoa, Vollreis, Wildreis, Dinkel, Getreidemischung, Langkornreis, Haferflocken roh, Flockenmischung ohne Zucker und ohne Trockenobst **Außerdem:** Gnocchi, Grieß, Hirse, Polenta, Knödel und Spätzle aus Vollkornmehl, Haferflocken fein und gekocht	**Getreide, sonstige Beilagen:** Rundkornreis, Jasminreis, Mehlsaucen, Knödel, Spätzle, Nockerl, Pop Corn, Cornflakes und Co, Maltodextrin 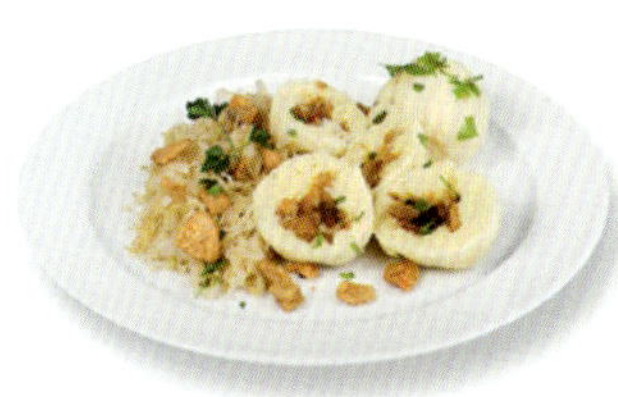

Gemüse: je mehr, desto besser	
GÜNSTIG	**UNGÜNSTIG**
Gemüse, Salat	**Gemüse, Salat**
Alle Sorten, roh oder tiefgekühlt, roh oder gegart 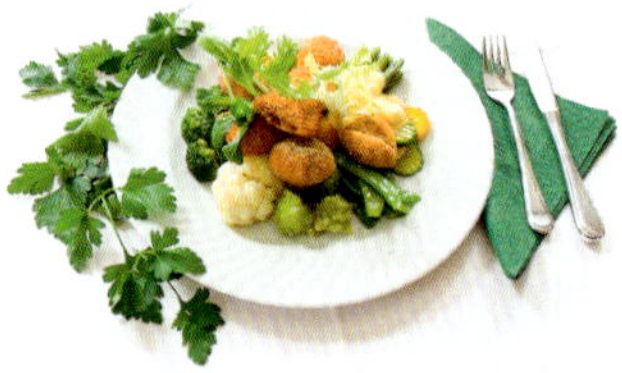 **Obst:** Erdbeeren, Brombeeren, Heidelbeeren, Stachelbeeren, Johannisbeeren, Maulbeeren, Äpfel, Birnen, Kiwis, Orangen, Zitronen, Mandarinen, Grapefruits, Melone, Pfirsiche, Nektarinen, Papaya, Kumquat, Tamarillo, Litschi, Mango, Karambole, Kiwano, Ananas, Rhabarber In kleinen Mengen, vor allem bei Übergewicht: Nüsse, Mandeln, Maroni, Avocado, Oliven In kleinen Mengen, ab und zu: Bananen, Weintrauben, Feigen, Marillen, Ringlotten, Kirschen, Zwetschken, Kaki 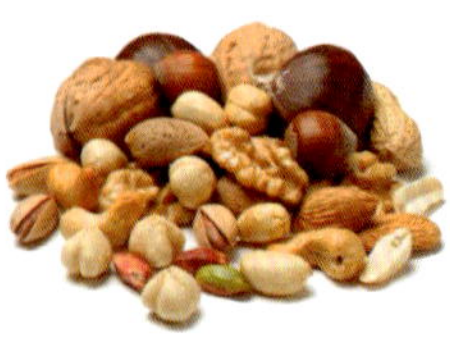	Eingebranntes Gemüse, gebackenes Gemüse, Gemüsefertiggerichte mit Fettzugabe, Gemüsekonserven (hoher Salzgehalt) 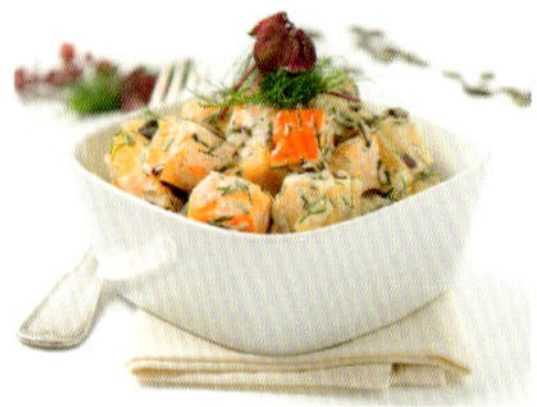 **Obst:** Getrocknete Früchte, kandierte Früchte, gezuckertes Obst (Konservenobst), Datteln Große Portionen: Bananen, Weintrauben, Feigen, Marillen, Ringlotten, Kirschen, Zwetschken, Kaki 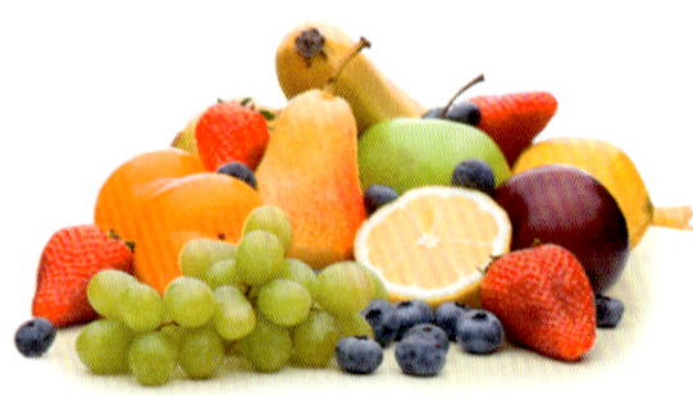

GÜNSTIG	UNGÜNSTIG
Milch und Milchprodukte	**Milch und Milchprodukte**
Milch (Magermilch, Halbfettmilch, Leichtmilch), Buttermilch, Naturjoghurt 2% und darunter, Diabetikerjoghurts: z.B.: Fastenjoghurt, **Vitalinea, Activia 0% Zucker und 0% Fett** In kleinen Mengen: Vollmilch (z.B. für den Kaffee). Auch Sauerrahm in kleinsten Mengen. Topfen (vorwiegend Magertopfen, in kleinen Mengen Topfen mit 20% F.i.Tr.) Frischkäse: **10 – 15% Fett absolut** Hart-Schnittkäse: **bis 35% F.I.Tr.:** magere Sorten, z.B. von Spar: Joghurtkäse, Käseaufschnitt leicht - von Schärdinger: Geheimratskäse leicht, Berggraf, Bergtilsiter 35%, der leichte Traungold, Goudette - von Hofer: Almina u.v.m.	Creme fraiche, Schlagobers, Kaffeeobers, gezuckerte Joghurts (z.B.: Actimel natur, sonstige Fruchtjoghurts) Topfen über 20% F.i.Tr. Käse mit Fettgehalt über 35% F.i.Tr.: Emmentaler, Gouda, Brie, Butterkäse, Gervais, Camembert, Gorgonzola etc. 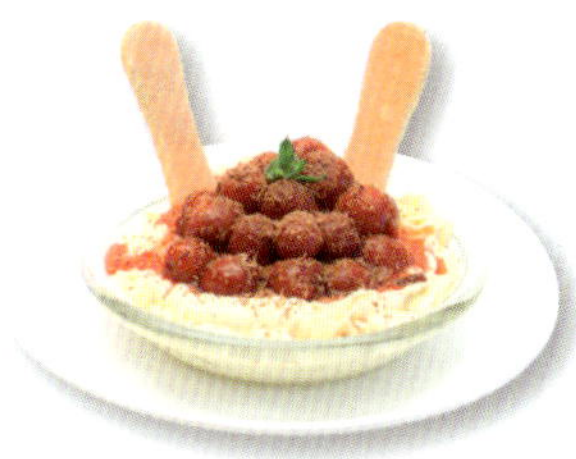
Fisch	**Fisch**
Fettarme Fischsorten: Scholle, Kabeljau, Zander, Forelle, Seelachs, Hecht etc. Kleine Mengen an fettreichen Fischsorten: Lachs, Makrele, Sardinen etc. (wegen des positiven Effekts der langkettigen Θ-Fettsäuren)	Fischkonserven in Oberssauce, panierte Fische, in Fett eingelegte Fische (außer wenn Fett entfernt wird), in viel Fett herausgebratene Fische 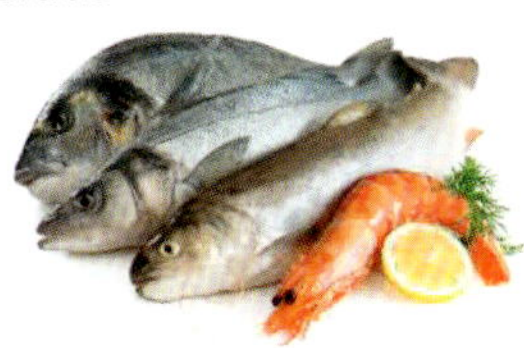

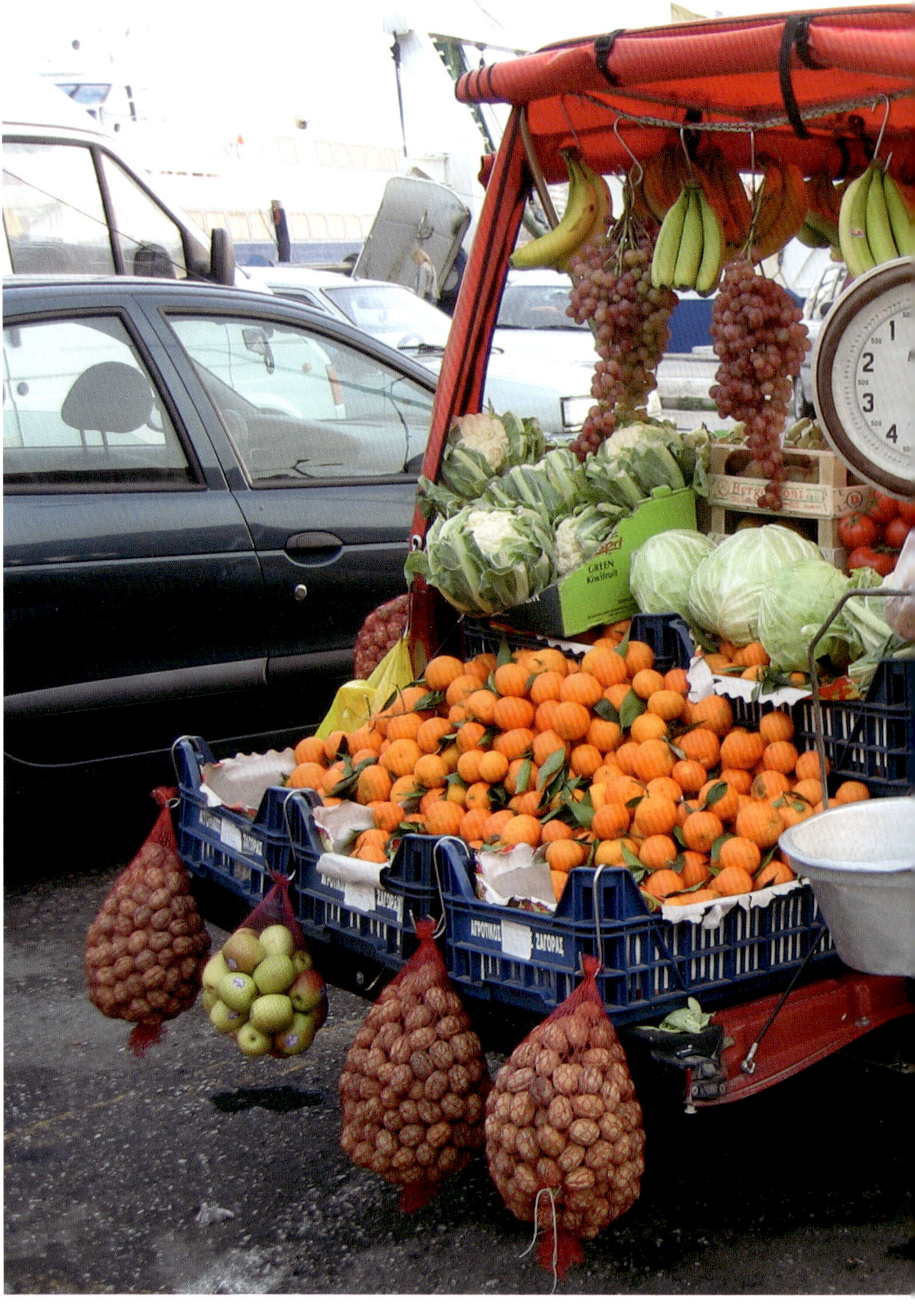
GREEN
Kiwifruit
ΑΓΡΟΤΙΚΟΣ
ΖΑΓΟΡΑΣ

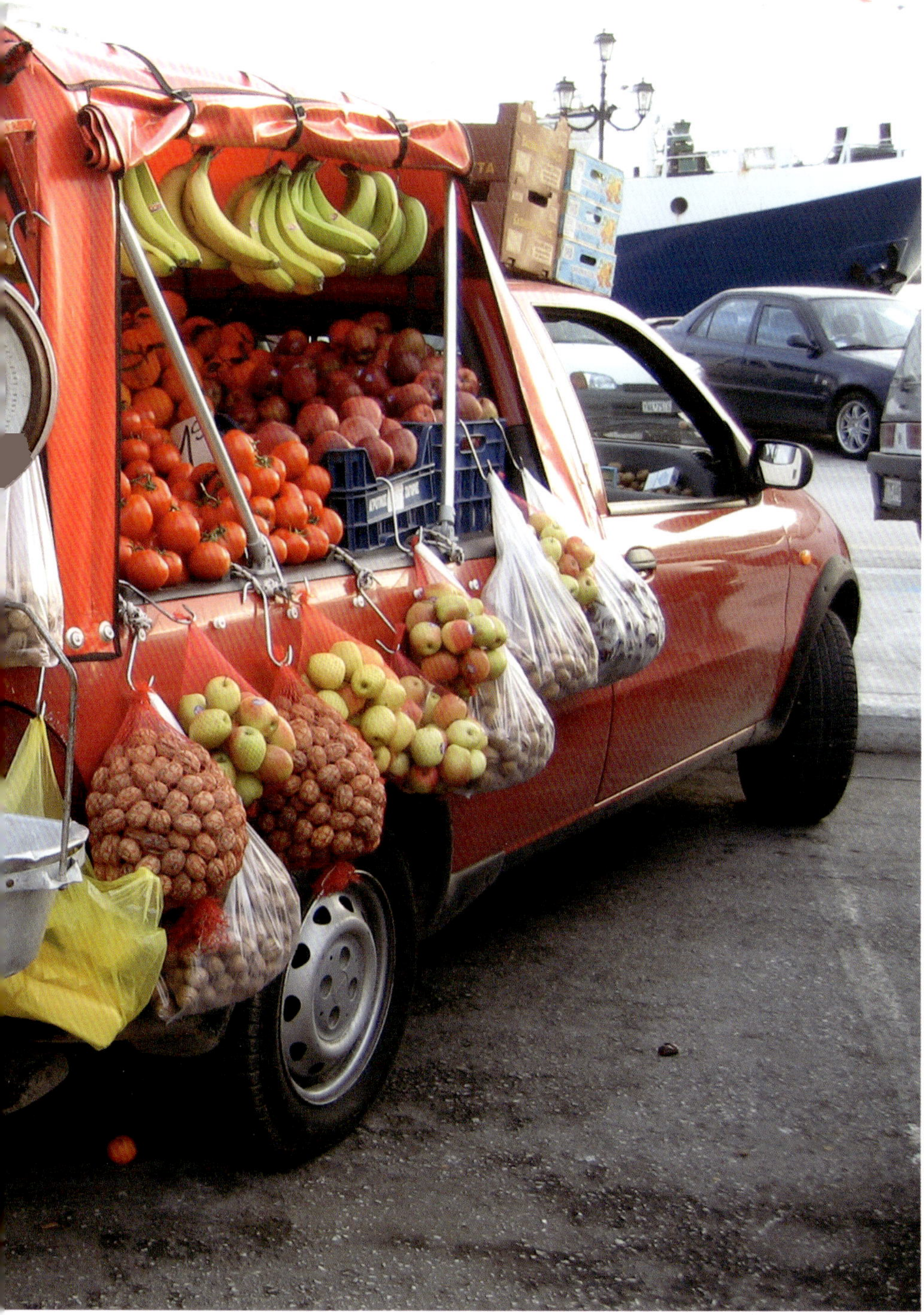

Fleisch und Fleischwaren: (fettarm = bis 10% Fett, maximal 15%.

GÜNSTIG	UNGÜNSTIG
Fleisch und Fleischwaren	**Fleisch und Fleischwaren**
Magere Fleischsorten von Rind, Kalb, Schwein, Pferd, Lamm, Wild. Pute und Huhn ohne Haut. Schneiden Sie die Fettränder und sonstiges sichtbares Fett immer weg! Für Faschiertes: Ausgewähltes mageres Fleisch faschieren lassen oder selbst faschieren 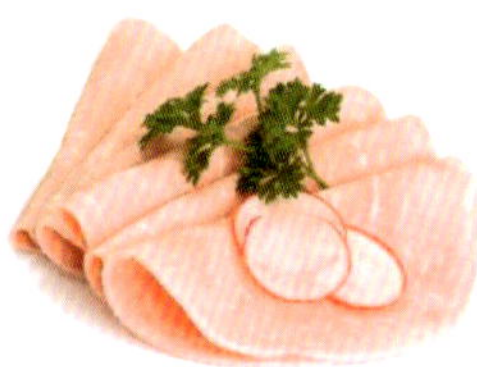 Schinken, Krakauer, Rindersaftschinken, Geflügelwurst, kalter magerer Braten, mageres Geselchtes	Marmorierte (mit Fett durchzogene) Fleischsorten, Innereien, Gans, Ente Verpacktes, vorbereitetes Faschiertes 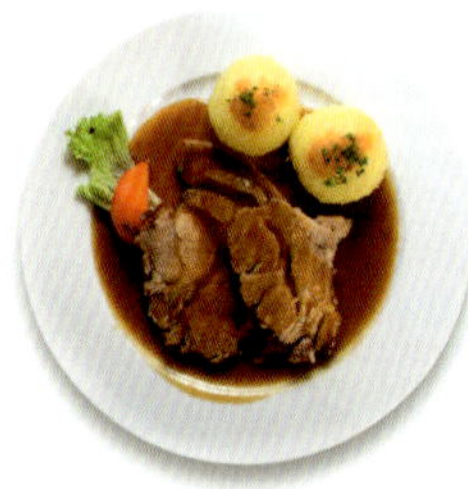 Der größte Anteil der erhältlichen Wurstsorten: Extrawurst, Speck, Salami, Kantwurst, Wiener Wurst, Käsewurst, Leberkäse, Polnische, Pariser Wurst, etc.
Eier	**Eier**
Eier, die für die Zubereitung unterschiedlicher Teigsorten, für Knödel, etc. verwendet werden Hartgekochtes oder weiches Ei 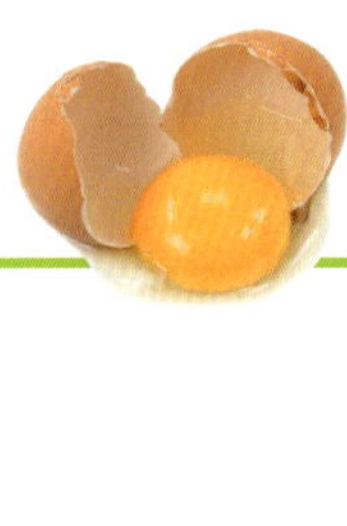	Fette Eierspeisen, Ham & Eggs, Eiersalate, Eieraufstriche, gefüllte Eier 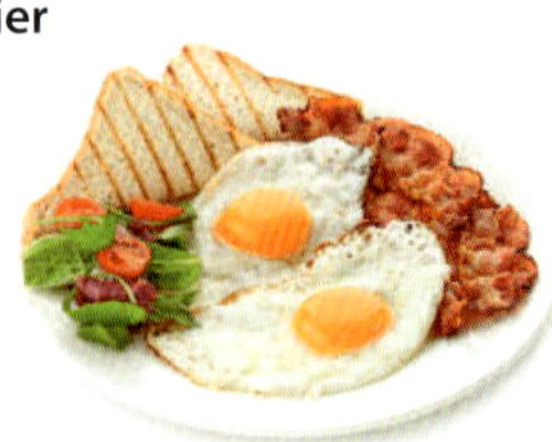

GÜNSTIG	UNGÜNSTIG
Fette und Öle	**Fette und Öle**
Hochwertige Pflanzenöle: **Olivenöl, Rapsöl**, Kürbiskernöl, Maiskeimöl, Sonnenblumenöl, Leinöl, Sojaöl... Becel-Margarine, hochwertige Pflanzenmargarinen Butter in kleinen Mengen (möglicherweise bei erhöhtem Cholesterinspiegel zu meiden)	Pflanzenölmischungen (z.B.: Bona-Öl) Schmalz, Enten- und Gänsefett, Frittierfette, Kokosfett, Kakaobutter, Palmkernfett 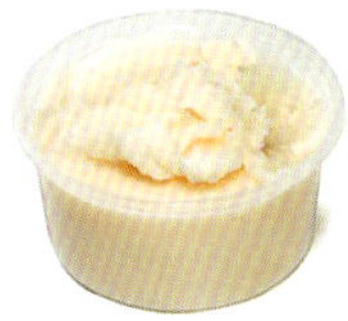
Süßigkeiten, Mehlspeisen, Zucker	**Süßigkeiten, Mehlspeisen, Zucker**
Mit Süßstoffen (Kandisin, Stevia, ...) zubereitete Mehlspeisen, z.B. Strudel etc. Cremes, Puddings und Mus sowie Kompotts mit Süßstoff gesüßt „Normale Süßigkeiten" in „vernünftigen" Mengen (eine Rippe Schokolade, ein kleines Stück Kuchen): ein paar Mal in der Woche, für den „Gusto". **Langsam im Mund zergehen lassen!** Marmeladen mit hohem Fruchtanteil (70%): 1 TL, max. 2 TL	Süßigkeiten, Mehlspeisen, Zucker Alle „normalen Süßigkeiten" in größeren Mengen (z.B.: zwei Stück Kuchen, drei Rippen Schokolade, oder gar eine ganze Tafel) Diabetikerwaren Honig Zuckeraustauschstoffe (Sorbit, Sionon, Fruchtzucker) „Normale Marmeladen" mit hohem Zuckergehalt **Haushaltszucker (Saccharose), Milchzucker (Laktose), Fruchtzucker (Fruktose), Schleimzucker (Galaktose), Traubenzucker (Dextrose oder Glukose), all jene Substanzen, die auf „-ose" enden, bzw. das Wort „Zucker" beinhalten. Immer auf Zutatenliste achten!**

Mengenangaben:

Gemüse-, Salatportion = unbegrenzt
Beilagen- Brot-, Gebäckportion = reichlich
Obst = 2 bis 3 Portionen am Tag
(1 Portion Obst = gemessen an der Handgröße,
1 Portion Beerenobst = 200g)
1 Portion Milch, Joghurt oder Buttermilch: 150 – 250g
1 Portion Käse = 30 – 50g
1 Portion Fisch = 150g roh gewogen
1 Fleischportion = 100 – 120g roh gewogen
1 Portion Schinken = 30 – 50g
Sichtbares Fett: 2 - 3 EL pro Tag

Herzlichen Dank Frau M. Strukul und den Diätologinnen des Privatkrankenhaus Rudolfinerhaus, 1190 Wien

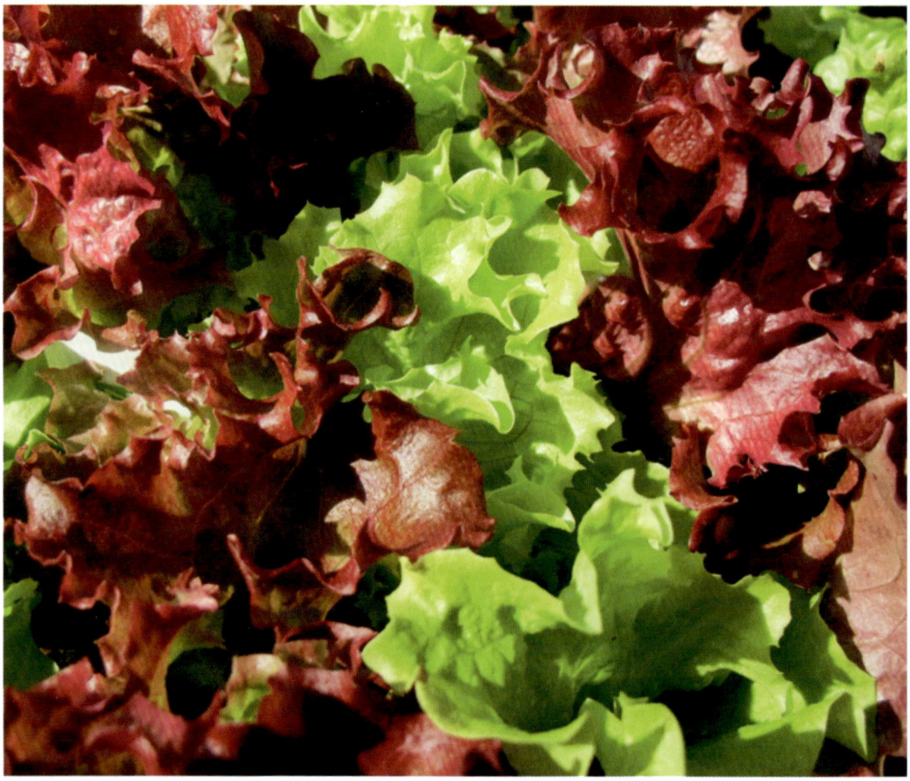

Oxidativer Stress:

Freie Radikale sind kurzlebige aggressive sauerstoffhaltige Verbindungen, welche bestimmte Vorgänge in den Zellen, Zellmembranen und Zellkerne schädigen. Wenn der Organismus die freien Radikale nicht ausreichend abbauen kann, spricht man von oxidativem Stress. Dies tritt vor allem im Alter oder in Krankheitsphasen auf. Das Gehirn benötigt vom Körper den prozentuell höchsten Sauerstoffanteil und ist deswegen für den oxidativen Stress besonders anfällig.

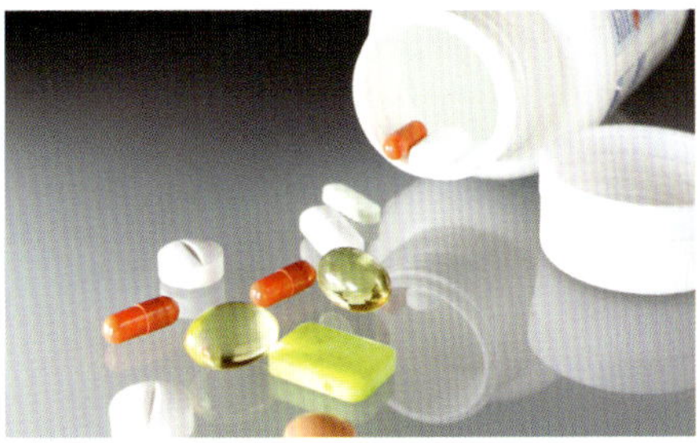

© I-vista/pixelio.de

Freie Radikale spielen bei der Bildung schädigender Ablagerungen im Gehirn eine wesentliche Rolle. Die zu bestimmenden Beta-Amyloidplaques sind selten freie Radikale und tragen so zur Erhöhung des oxidativen Stresses bei.

Verschiedene Antioxidantien sind häufig Bestandteil von Nahrungsergänzungsmittel und gehören daher zu den sinnvollen Präventivmaßnahmen.

Entzündungen:

Es ist immer noch Forschungsthema, ob die Entzündung durch die Ablagerung der Beta-Amyloid-Plaques ein Teil der Alzheimerkrankheit sind oder eine Gegenreaktion des Immunsystems. Der Verdacht, dass Entzündungen im Körper, welche über einen langen Zeitraum bestehen Gehirnzellen zerstören und die Bildung von Plaques und Fibrillen begünstigen können, ist ebenfalls noch Forschungsthema. Es wurden diesbezüglich wiederholt entzündungshemmende Medikamente im Rahmen von Studien zur Vermeidung der Alzheimerkrankheit eingesetzt, deren Ergebnisse bis dato allerdings noch nicht erfolgreich waren.

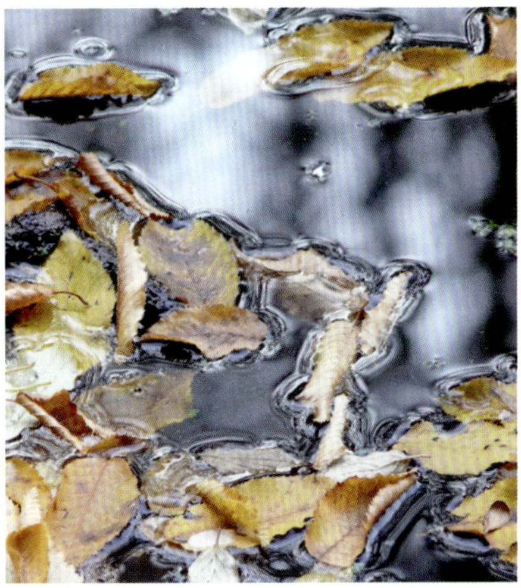

© Lutz Stallknecht/pixelio.de

Depression:

Zahlreiche Studien haben gezeigt, dass das Auftreten von Depressionen ein eigenständiger Risikofaktor für die Entwicklung einer Demenz vom Alzheimertyp ist. Der Ursache ist noch nicht gänzlich geklärt, der Zusammenhang jedoch ausreichend dokumentiert. Dies unterstreicht auch wiederum die Notwendigkeit, depressive Episoden im Leben möglichst rasch und effektiv behandeln zu lassen.

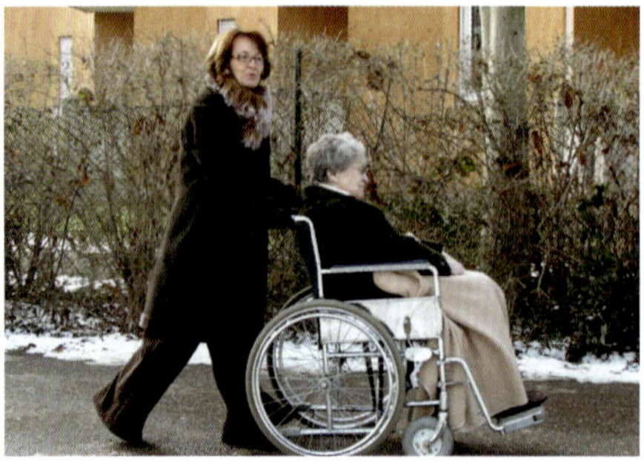

© Rainer Sturm/pixelio.de

Betreuung von Alzheimerpatienten:

Ehepartner bzw. Lebensgefährten, welche einen Demenzerkrankten betreuen, haben ein signifikant höheres Risiko, später selbst an Alzheimerdemenz zu erkranken. Auch hier ist die Ursache nicht gänzlich geklärt. Einerseits kann natürlich die noch immer bestehende Theorie der Möglichkeit einer Virusinfektion nicht ausgeschlossen werden, andererseits ist die jahrelange chronische Überforderung sowie die jahrelange verminderte geistige Beanspruchung ein möglicher Risikofaktor. Die außerordentliche Belastungssituation für pflegende Angehörige von Alzheimerpatienten und die nun auch nachgewiesene mögliche gesundheitsschädigende Wirkung unterstreicht die Notwendigkeit der externen, professionellen Hilfe in der Betreuung von Alzheimerpatienten.

Hyperhomocysteinämie:

Ein hoher Homocysteinspiegel trägt häufig zum erhöhten Risiko für zahlreiche Herz-/Kreislauferkrankungen bei, welche wiederum ein Risikofaktor für die Alzheimerkrankheit ist. Insbesondere die folsäurereiche Ernährung und in bestimmten Fällen die zusätzliche Folsäurezufuhr über Nahrungsergänzungsmittel sind eine sehr einfache und höchst effektive Maßnahme zur Reduzierung dieses bis dato noch nicht ausreichend bekannten Risikofaktors.

Nikotinkonsum:

Die toxische Wirkung für die Lunge und für die Gefäße ist wohl bekannt, der Zusammenhang mit Gehirnerkrankungen allerdings noch nicht ausreichend. Eine groß angelegte Studie der Erasmusuniversität in Rotterdam (7.000 Personen im Alter von 55 Jahren) hat sich mit der Frage des Zusammenhanges zwischen Rauchen und Demenz auseinandergesetzt. Diese Studie konnte die frühere Meinung, dass Nikotin vor Alzheimer schützen könnte, deutlich entkräftigen und zeigte einerseits, dass Raucher ein fast doppelt so hohes Alzheimerrisiko aufweisen als Nichtraucher. Darüber hinaus zeigten die Ergebnisse, dass bei einer Vielzahl an Studien, welche anfangs nachweisen wollten, dass Nikotin vor Alzheimer schütze, eine finanzielle Verbindung zur Tabakindustrie bestand. Neben dem Zusammenhang zwischen Rauchen und Alzheimererkrankung ist die arteriosklerotische Wirkung von Nikotin und damit die schlechtere Blutzufuhr seit vielen

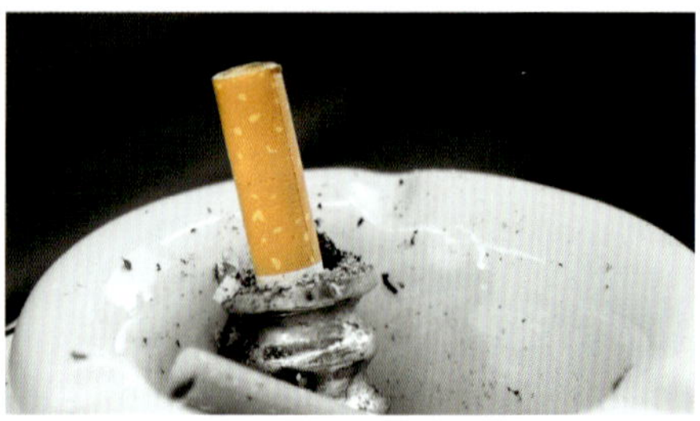

© Bernd Kasper/pixelio.de

Jahrzenten wissenschaftlich nachgewiesen. Daher stellt das Rauchen vor allem für die vaskuläre Demenz einen besonderen Risikofaktor dar.

Alkohol:

Trotz der allgemein hohen Akzeptanz von Alkohol in vielen Kulturen handelt es sich hierbei um einen der massivsten schädigenden Mechanismen für die Gehirnzellen.

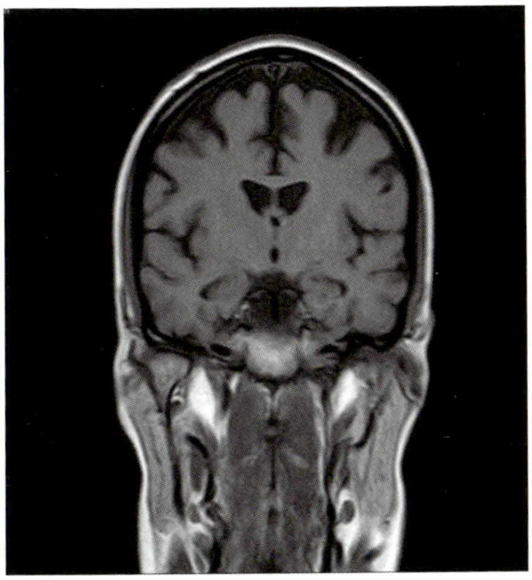

38 jährige Heurigenwirtin mit jahrelangem Alkoholmissbrauch - deutliche Hirnatrophie - dementsprechend ausgeprägte geistige Einbußen, bzgl. Testverfahren einer mittelschweren Demenz entsprechend. Selbst bei künftiger Alkoholabstinenz ein nicht mehr reparabler Befund.

Wie bei vielen toxischen Substanzen handelt es sich hier nicht um ein „Alles-oder-Nichts–Prinzip", sondern um einen stark dosisabhängigen Schädigungsmechanismus. Eine noch vernünftige Menge ist ca. ein alkoholisches Getränk pro Tag für eine Frau und zwei Drinks pro Tag für einen Mann. Darüber hinaus ist aber wichtig, dass immer wieder alkoholfreie Tage und Wochen eingelegt werden. Besonders schädigend ist der Alkohol gerade bei Jugendlichen, bei welchen sich das Nervensystem noch in der Phase der Myelinisierung, also Ausreifung der Nervenscheiden, befindet, da hier der Alkoholkonsum zu besonders starken Schädigungen führen kann. Trotz dieser Tatsache gelangen Jugendliche unter 16 Jahren extrem leicht an alkoholische Getränke.

Die oftmals diskutierte gefäßschützende Wirkung von Alkohol, welche immer wieder zitiert wird, ist zwar fachlich korrekt, jedoch ebenfalls sehr stark mengenlimitiert. Darüber hinaus wurden diese Studien in mediterranen Ländern durchgeführt, bei gleichzeitig entsprechendem Lebensstil und der insgesamt sehr günstigen, mediterranen Kost. Der Zusammenhang von chronischem Alkoholmissbrauch und frühzeitiger Hirnschädigung ist mehrfach nachgewiesen.

Niedriges Bildungsniveau:

Zahlreiche Studien haben gezeigt, dass ein niedriges allgemeines Bildungsniveau ein eigenständiger Risikofaktor für die Alzheimererkrankung ist. Daher ist die lebenslange geistige Weiterentwicklung eine ganz wesentliche Maßnahme zur Alzheimerprävention. Diese sollte auch nicht mit dem Ausscheiden aus dem Berufsleben enden, sondern gerade dort fortsetzen und kann einfach über die zahlreichen angebotenen Schulungskurse, aber auch über die Möglichkeit der geistigen Weiterbildung via Internet durchgeführt werden.

Andere Risikofaktoren:

Weitere mögliche Risikofaktoren sind frühere Kopfverletzungen, auch wiederholte Mikrotraumen, wie sie im Sport vorkommen können, eine Erhöhung autoimmuner Antikörper mit dem höheren Alter und der fragliche Zusammenhang von Gehirninfektionen durch Viren.

Diese Übersicht soll darstellen, wie vielfältig die Riskofaktoren und wie zahlreich die Möglichkeiten eines gesunden Lebensstiles zur Demenzprävention sind. Trotz allem muss uns bewußt sein, dass die Alzheimer Krankheit trotz gesündester Lebensführung auftreten kann und wie zahlreiche andere Krankheiten nicht vermeidbar ist.

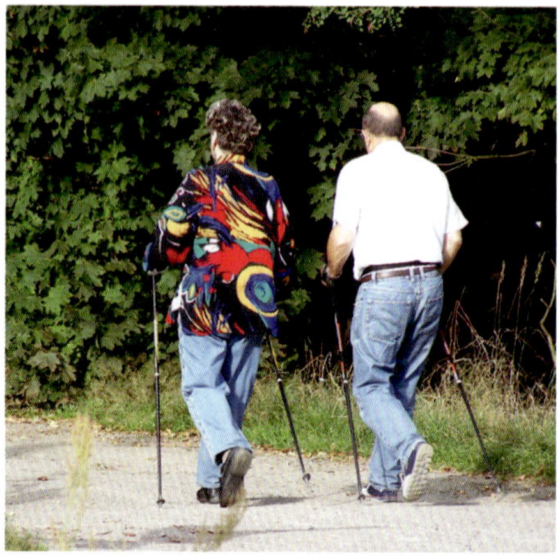

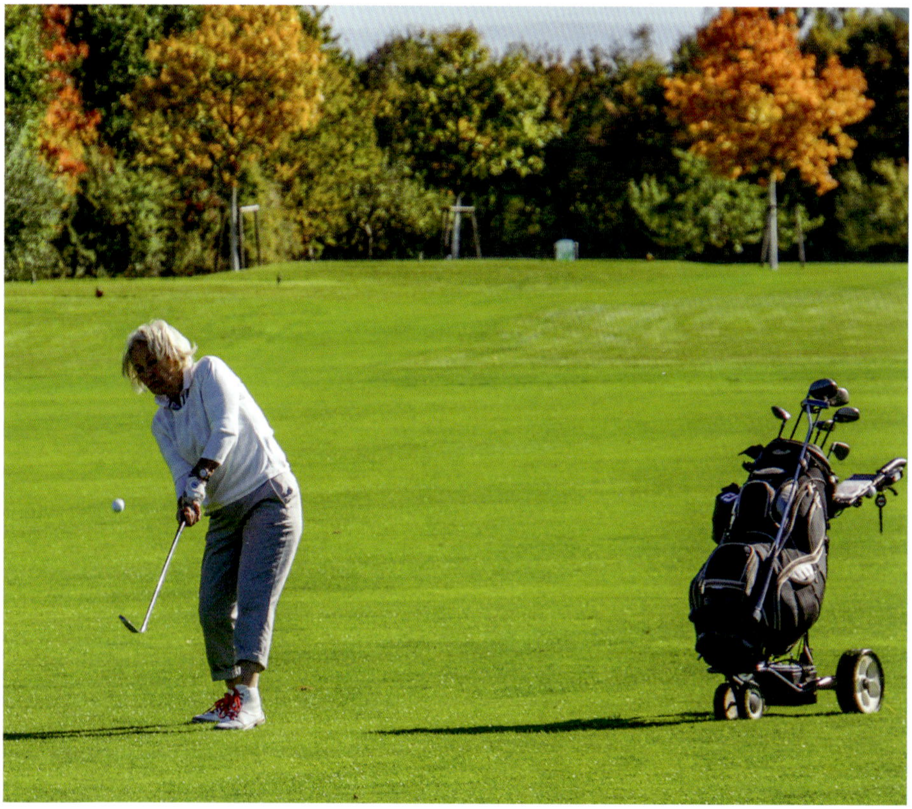

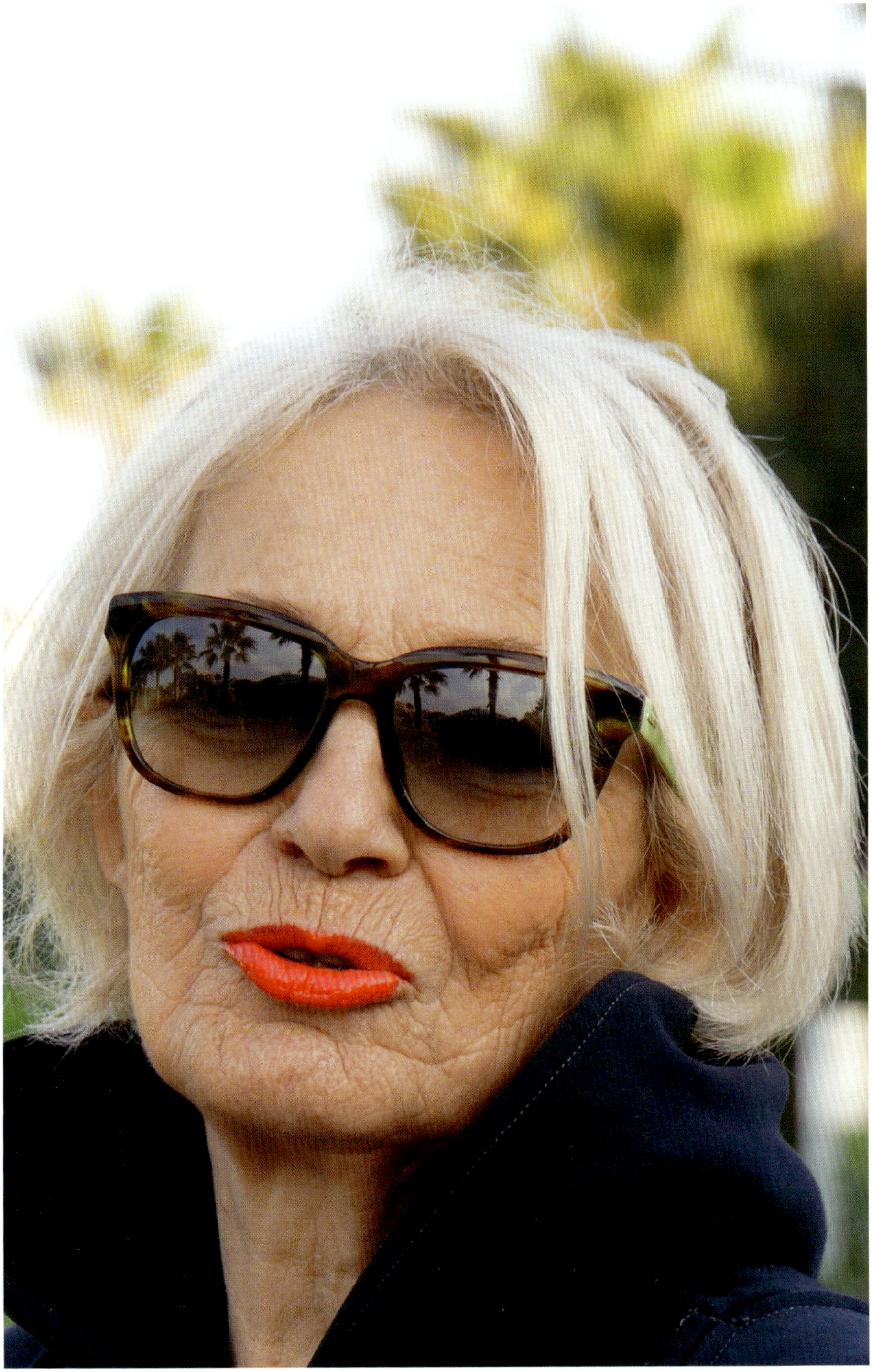

KAPITEL 9

KONKRETE VORSORGE

Die Möglichkeiten der Vorsorge wurden in diesem Buch immer wieder in verschiedenen Zusammenhängen erwähnt. Das abschließende Kapitel soll Ihnen die Möglichkeit bieten, in einfach überschaubarer Weise die korrekten Schritte für eine richtige Vorsorge zusammenzustellen.

Die Notwendigkeit von Vorsorgeuntersuchungen steht außer Diskussion und ist bezüglich deren Bedeutung für viele Erkrankungen ausreichend bekannt. Interessanterweise ist allerdings die Vorsorgemedizin zur Vermeidung von Gehirnerkrankungen in der Bevölkerung fast noch am schlechtesten bekannt, sodass das vorliegende Kapitel gerade hier eine Wissenslücke schließen kann. Nichtsdestotrotz ist klar festzuhalten, dass nur Vorsorgeuntersuchungen alleine, wie dies von einigen Patienten immer wieder gemacht wird, wenig sinnvoll sind. Eine Vorsorgeuntersuchung dient zur Erfassung des Ist-Zustandes und damit zur Ermittlung des aktuellen Risikoprofils. An Hand dessen kann dann entweder eine spezifische Verbesserung bestimmter körperlicher Funktionen und damit eine Minimierung des Risikoprofils erzielt werden oder im günstigsten Fall bei allseits regelrechten Befunden die Notwendigkeit des weiteren gesundheitsorientierten Lebensstiles unterstrichen werden. Keinesfalls kann ein gutes Ergebnis einer Vorsorgeuntersuchung dazu verleiten, dass danach unter dem Hinweis „Ich bin so gesund" nicht mehr die entsprechenden präventiven Lebensstilmaßnahmen gesetzt werden. Leider ist auch ein noch so gutes Ergebnis bei einer Vorsorgeuntersuchung kein Garantieschlüssel für ein dauerhaftes gesundes Leben.

Vorsorgeschritte

Es muss zunächst unterschieden werden, ob es sich um eine rein präventive Maßnahme handelt oder ob ein erhöhtes Risikoprofil, entweder genetisch oder durch andere Erkrankungen, vorliegt.

Unter der Annahme einer rein präventiven Maßnahme sind folgende Vorsorgeuntersuchungen aus neurologischer Sicht ab dem 40. Lebensjahr erforderlich:

- **Blutdruckerfassung**
- **EKG**
- **Blutuntersuchung**
- **Spezifisch klinisch-neurologische Untersuchung mit Anamneseerhebung und neurologischem Status**
- **Abhängig davon Ultraschalluntersuchung der Halsgefäße**

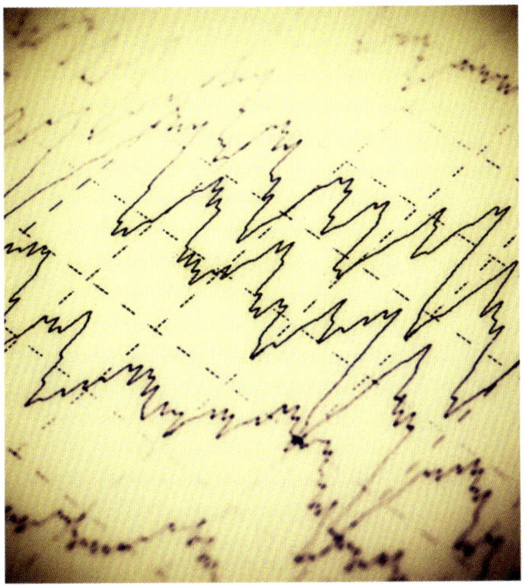

Bei unauffälligem Befund ist zweijährlich bis zum 50. Lebensjahr dieser Untersuchungsweg zu wiederholen.

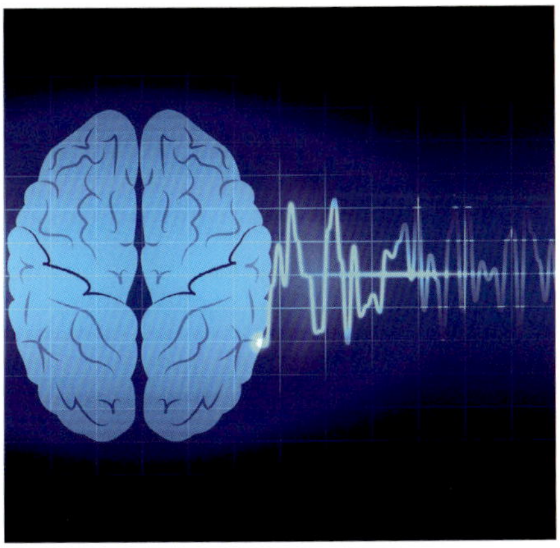

Ab dem 50. Lebensjahr sollten diese Maßnahmen einmal jährlich erfasst werden. Meist werden dann je nach Ergebnis oder anderer Beschwerden spezifische weitere Vorsorgeuntersuchungen, insbesondere Herz-Kreislauf und Stoffwechsel, erforderlich sein. Ab dem 50. Lebensjahr sollte auch einmal jährlich eine Ultraschalluntersuchung der Halsgefäße erfolgen.

Spezifische Vorsorgeuntersuchung bei zunehmender Vergesslichkeit :
Generell ist beim Auftreten von Gedächtnisstörungen ohne sonstige geistige Schwierigkeiten, wie Orientierungsstörungen, Schwierigkeiten beim Rechnen oder Verhaltensauffälligkeiten primär an ein Mild Cognitive Impairment Syndrom (siehe Kapitel 2) zu denken. Trotzdem wird eine exakte Diagnostik benötigt, um das Frühstadium einer Demenz auszuschließen. Neben der neurologischen Untersuchung und einer neuropsychologischen Gedächtnistestung sind gezielte Bluttests, EEG-Untersuchungen (Ableitung der Gehirnströme) und die Tomografie des Gehirns (CT oder MRT) wesentlich. Leider meiden viele Betroffene über Monate oder sogar Jahre das aufzusucheneines Arztes. Sie wollen sich ihre Gedächtnisstörungen nicht eingestehen oder glauben, dass sie nicht behandelbar sind.

Gehirncheck

- **Labordiagnostik**
- **Neurologische Anamnese und klinische neurologische Untersuchung**
- **Neuropsychologische Untersuchung zur genauen Bestimmung der Gedächtnis- und Gehirnleistung**
- **Messung der Hirnströme mittels EEG (Elektroencephalographie)**
- **Tomografie des Gehirns (Magnetresonanz oder Computertomografie) mit spezieller Schnittführung**

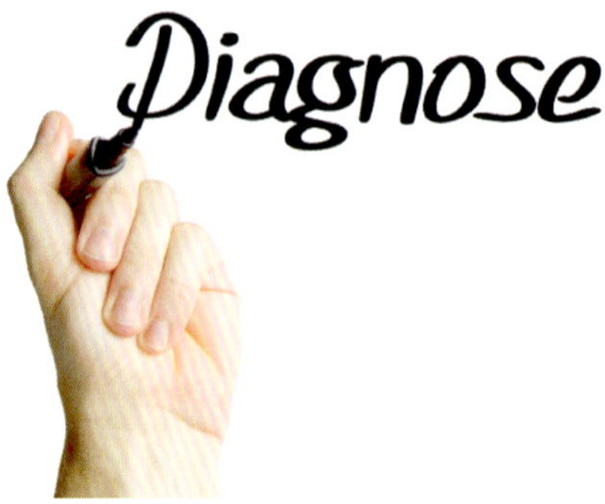

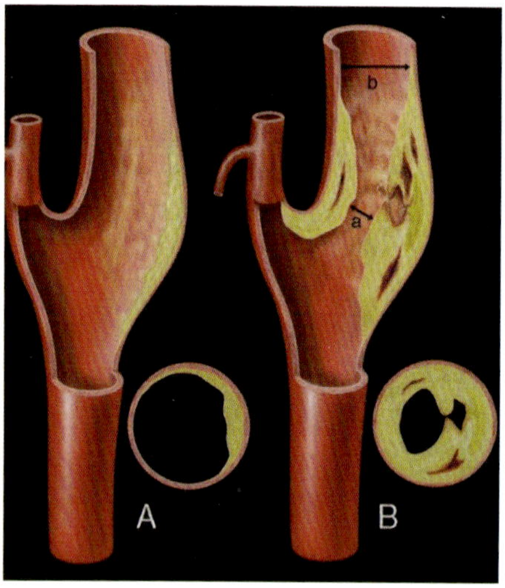

Spezifische Vorsorgeuntersuchung bei erhöhtem familiären Alzheimerrisiko:
Dies betrifft Menschen mit einem direkt blutsverwandten Angehörigen, welcher vor dem 65. Lebensjahr an Demenz vom Alzheimertyp erkrankt ist.

Zusätzlich zu den oben genannten Vorsorgeuntersuchungen ist spätestens ab dem 50., besser ab dem 45. Lebensjahr, auch ein MRT des Gehirns, ein EEG und eine neuropsychologische Diagnostik in 1-2 Jahresabständen anzuraten. Spezifische weitere Tests umfassen dann die Möglichkeit der Bestimmung von Risikofaktoren wie Apo4-Enzyme und andere. Diese sind allerdings wenig spezifisch und werden nur nach ausführlicher Besprechung mit einem Facharzt für Neurologie angeraten. Eine allfällige Liquordiagnostik mit Erfassung von alzheimertypischen Eiweißpartikeln ist ebenfalls nur in Sondersituationen und nach ausführlicher Abwägung der Vor- und Nachteile mit einem Facharzt für Neurologie durchzuführen.

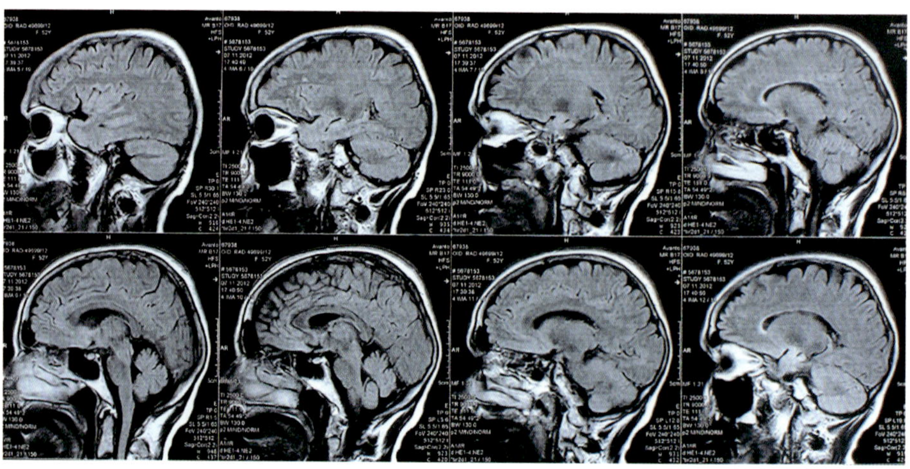

Spezifische Vorsorgeuntersuchungen bei erhöhtem Schlaganfallrisiko:
Sind in der Familie mehrere Personen an Schlaganfall, Herzinfarkt oder anderen Gefäßstörungen erkrankt, ergibt sich die Notwendigkeit der oben genannten Basisvorsorgeuntersuchung und zusätzlichen spezifischen Gefäßuntersuchungen, wie spezifische Labortests von Gerinnungsfaktoren, regelmäßige Untersuchungen der Halsschlagadern, Herzultraschall und je nach Ursache der Schlaganfälle der Angehörigen dann noch weiterführende spezifische Vorsorgetests.

Insgesamt ist bei den Vorsorgeuntersuchungen idealerweise darauf zu achten, dass diese in Absprache mit dem Hausarzt durchgeführt werden. Sollte man keinen fixen Hausarzt haben, so wäre anzuraten, direkt mit einem spezialisierten Zentrum für Vorsorgeuntersuchungen zusammen zuarbeiten und die regelmäßige Betreuung mit diesem langfristig zu organisieren.

Gesundheit ist nicht alles, aber ohne Gesundheit ist alles nichts

Dieses Zitat von Arthur Schopenhauer wird uns allen erst bewusst, wenn die Gesundheit erstmalig ernsthaft gefährdet ist und das körperliche Wohlbefinden durch eine Erkrankung massiv eingeschränkt wird. Daher ist die Erziehung der jungen Generation so wichtig, welche in den meisten Fällen ja noch in dem Stadium der vollen Gesundheit ist, mit bewusstem Vorleben eines aktiven gesundheitsbewussten Lebensstiles und regelmäßiger Durchführung von Vorsorgeuntersuchungen noch vor Eintritt einer Erkrankung.

Vorsorgeuntersuchung

Allgemein:	Spezifische Vorsorgeuntersuchung bei erhöhtem Risiko:
• Blutdruckerfassung • EKG • Blutuntersuchung • Neurologischer Status • Ultraschalluntersuchung der Halsgefäße • MRT des Gehirns • EEG • Neuropsychologische Diagnostik • Bestimmung Apo4-Enzyme • Liquordiagnostik	• Spezifische Gefäßuntersuchungen • Spezifische Labortests, wie Gerinnungsfaktoren etc. • Herzultraschall • weiterführende spezifische Vorsorgetests ***Legende:*** *Diese Tabelle zeigt die wesentlichsten Untersuchungsmöglichkeiten zur Risikoerfassung von Gehirnerkrankungen und muss im Einzelfall von Ihrem Arzt und/oder Vorsorgezentrum variiert werden.*

Sobald eine Erkrankung im Körper ist, kann nur noch repariert werden und im Nachhinein gehandelt werden. Solange Auffälligkeiten ohne Erkrankung bestehen, kann das Auftreten einer Erkrankung aktiv verhindert bzw. deutlich hinausgezögert werden.

Mit keiner Maßnahme kann die ewige Jugend erzielt werden, aber die uns geschenkte Lebensspanne in größtmöglicher Gesundheit und Wohlbefinden genossen werden. Dies gelingt nur mit einer aktiv gesunden Lebensweise und einer entsprechenden Vorsorge, frei nach F. Molière:

Verantwortlich ist man nicht nur für das, was man tut, sondern auch für das, was man nicht tut.

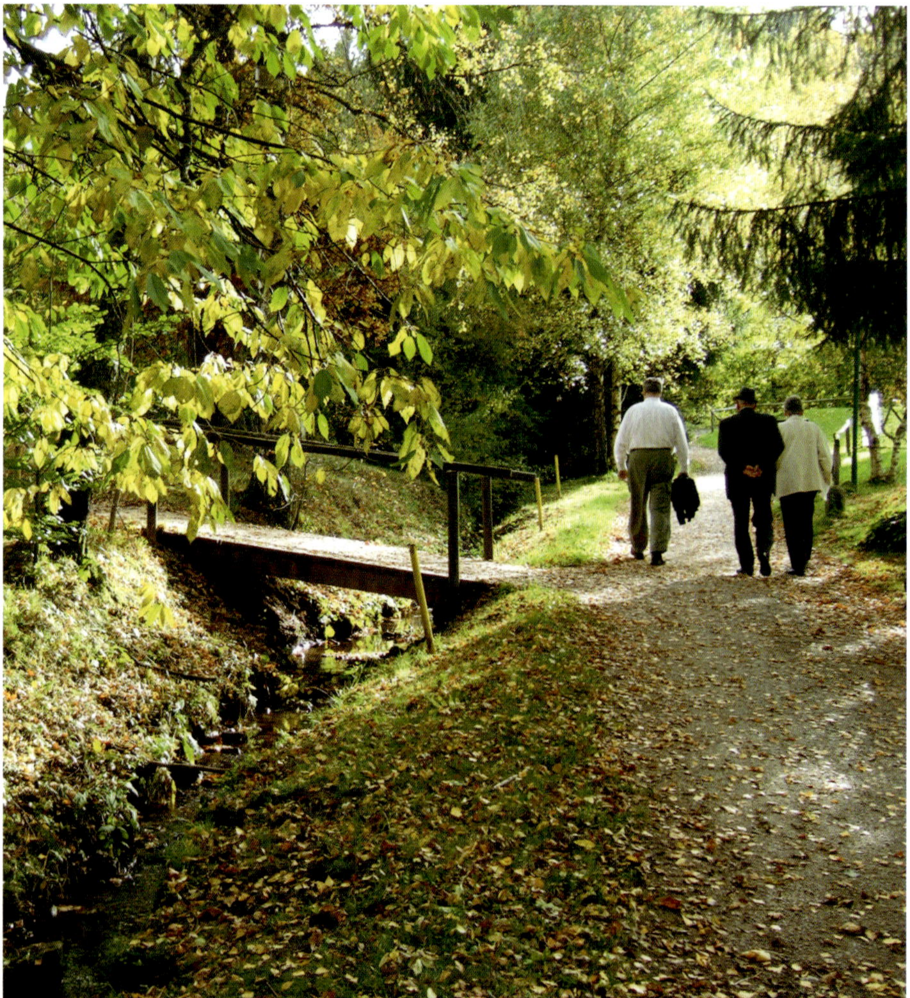

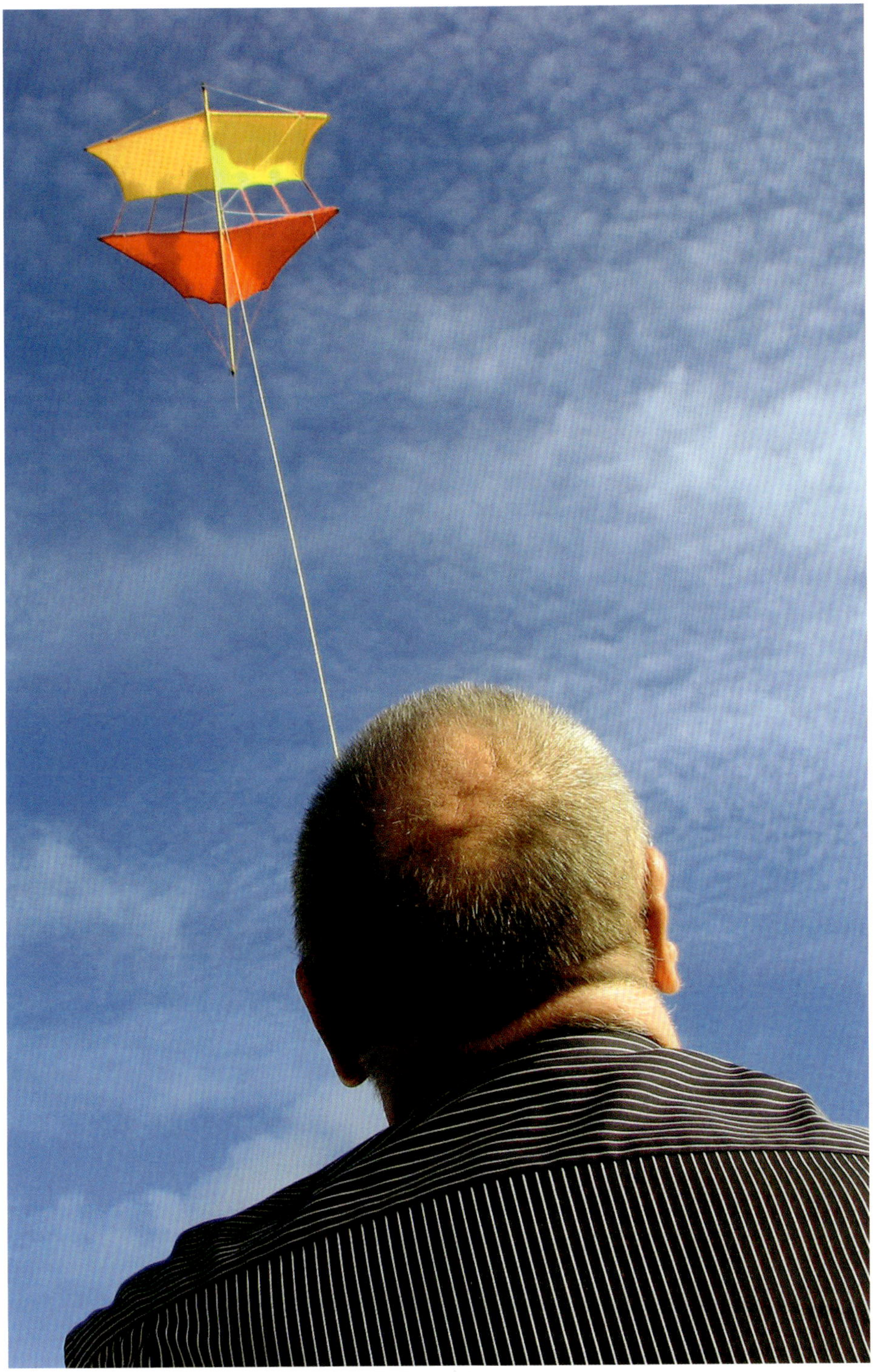